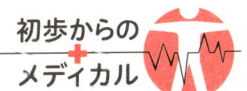

初歩からの
メディカル

代謝ガイドブック

栄養素からエネルギー生成・解毒・排泄までよくわかる

霜田幸雄 ● 著

技術評論社

はじめに

　生命体にとってもっとも基本的なことは、個体の生命維持と種の維持といえます。このため生体は、外界から様々な物質（無機物、有機化合物）を摂取し、個体の生命維持を行っています。

　「代謝」とは、外界から取り入れた無機物や有機化合物をもとに行われる一連の化学反応のことで、「新陳代謝」ともいわれます。「代謝」には大きく分けて、「分解」と「合成」の2つがあります。分解は「異化」ともいわれ、高分子の有機化合物（糖質、タンパク質、脂肪など）を分解して、生体に必要なエネルギーを得る過程のことで、発酵や細胞呼吸がその例です。

　「同化」は「異化」の逆で、エネルギーを消費して有機化合物を合成する過程のことで、タンパク質、核酸、脂肪の合成などがあります。人間を始め、地球上のすべての生物は、この代謝によって生命を維持しています。その結果、個々の成長があり、さらに種の維持という生物としての特性を持つことができるのです。

　多くの生理学の教科書は、器官や組織の機能を個別に取り扱っており、その中に「代謝」という項目があり、栄養素、物質代謝などに関する記述があります。言うまでもなく、それぞれの器官や組織の機能を知ることは生理学を学ぶことで大事なことです。しかしながら「代謝」は、生体のすべての部位にわたるもので、総体的に理解することが必要です。

　本書では、「代謝」を体系的、全般的に理解することを目的に、代謝の核となる「エネルギーの合成と消費」および「代謝産物の排泄」について述べます。まず、細胞における代謝から始め、様々な組織・器官における特有の代謝について個々に述べていきます。

　生体の機能の理解にとって最も重要なことは、それぞれの器官は有機的に結合し、最終的に一つの個体の生命を維持していることを理解することです。

2014年4月
霜田幸雄

目次

はじめに 3

第1章　代謝とは　　　　　　　　　　　　　　　　12

1-1　異化と同化 12
1-2　物質代謝 13
1-3　生体のエネルギー源「ATP」 14
　Column　プリン体 16
1-4　生体内の反応 16
　（1）　異化 16
　（2）　同化 18
　Column　酵素とタンパク質 19

第2章　栄養素　　　　　　　　　　　　　　　　　22

2-1　糖質 23
　Column　トレハロース 27
　Column　セルロース 29
　Column　オリゴ糖 29
　Column　希少糖 29
2-2　脂肪 30
2-3　タンパク質 33
　（1）　アミノ酸 33
　Column　旋光性 36
　（2）　タンパク質 37

2-4 核酸 ... 40
(1) 糖 ... 41
(2) 塩基 ... 42
(3) ヌクレオシド ... 42
(4) ヌクレオチド ... 42
(5) 核酸 ... 43
Column 塩基対 ... 45

2-5 核酸の代謝 ... 46
(1) 核酸の合成（*de novo* 合成）... 47
(2) プリン、ピリミジンの分解とサルベージ経路による合成 ... 48

2-6 ビタミン ... 49
(1) 水溶性ビタミン ... 50
(2) 脂溶性ビタミン ... 50

2-7 ミネラル ... 52

第3章 代謝の概観　56

3-1 代謝の全体像 ... 56
(1) 筋肉 ... 56
(2) 脳 ... 56
(3) 肝臓 ... 57
(4) 脂肪細胞 ... 58

3-2 細胞における代謝の経路の概観 ... 58
(1) 糖質の分解と吸収 ... 58
(2) タンパク質の分解と吸収 ... 60
(3) 脂肪の分解と吸収 ... 61

第4章 消化と吸収　　64

4-1 消化器系の構造と働き　　64
　(1) 口腔　　64
　(2) 胃　　64
　(3) 膵臓　　66
　(4) 腸液　　66

4-2 胃における消化　　67
　(1) タンパク質の消化　　67
　(2) 脂肪の消化　　69

4-3 小腸の構造　　69

4-4 膵臓、胆嚢、肝臓　　71
　(1) 糖質の消化と吸収　　72
　(2) 細胞膜と物質の吸収　　75
　(3) タンパク質の消化と吸収　　81
　(4) 脂肪の消化と吸収　　84

第5章 エネルギーの産生　　90

5-1 ATPの構造と高エネルギーリン酸結合　　91

5-2 栄養素の酸化とATPの産生　　92

5-3 三大栄養素からエネルギーが作られる過程　　93
　(1) 糖質（解糖系）　　93
　(2) 脂肪　　96
　(3) タンパク質　　101
　Column 神経伝達物質としてのATP　　105

第6章 ミトコンドリアの働き　　108

6-1 TCA回路　　110
6-2 電子伝達系　　110
Column ミトコンドリアイブ　　114

第7章 肝臓における代謝　　116

7-1 肝臓の構造と血液循環　　116
7-2 肝臓の働き　　120
(1) 代謝機能（合成）　　120
(2) 代謝機能（分解）　　120
(3) 胆汁生成と分泌　　120
7-3 糖質の代謝　　121
(1) グリコーゲンの貯蔵　　121
7-4 糖新生　　123
7-5 ケトン体の生成　　125
7-6 タンパク質の代謝　　126
Column 食べ過ぎたタンパク質はどこへいくのか？　　128
7-7 オルニチン回路（尿素回路）　　129
7-8 脂肪の代謝　　131
Column 日本人に多い、高コレステロール血症　　136

第8章　筋と代謝　138

8-1　筋の構造と収縮　138
8-2　「滑り説」の分子機構　140
8-3　収縮のエネルギー源（代謝）　145
(1)　クレアチンリン酸系　145
(2)　解糖系　147
(3)　酸素が十分な状態での運動　147
Column　乳酸と有酸素運動　149
Column　筋肉の疲労物質　149

第9章　腎臓における代謝　152

9-1　腎小体　155
9-2　近位尿細管における再吸収と分泌　156
(1)　再吸収　156
(2)　分泌　157
9-3　遠位尿細管、集合管における再吸収と分泌　158
9-4　酸・塩基平衡　161
(1)　緩衝液　161
(2)　揮発性酸の排出　162
Column　mEq/L　162
(3)　不揮発性酸　164
Column　酸塩基平衡障害　165

第10章 脳における代謝　　168

10-1 脳と大脳皮質 168
10-2 脳の神経細胞の形態と働き 169
10-3 神経細胞の信号（静止電位と活動電位） 170
　　（1）　細胞内外のイオン濃度と平衡 171
　　（2）　膜タンパク質チャンネル 172
　　（3）　細胞内のイオンの濃度の維持 174
10-4 脳の代謝の特異性 176

第1章
代謝とは

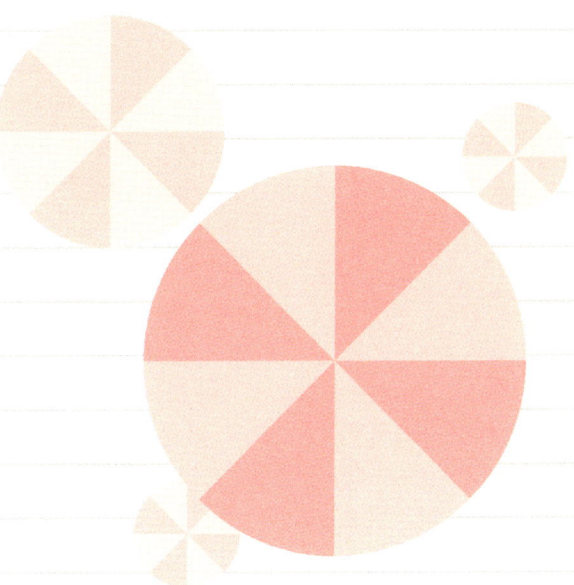

1 代謝とは

1-1 異化と同化

　ヒトは約60兆の細胞から成り立っていると言われています。それらの細胞は様々な臓器を構成し、それぞれ異なった機能を果たしています。そして、それらが有機的に結合し、一人の個体として生命を維持しています。このためヒトは「代謝」を行っています。

　「代謝」は、機能的な観点から見て、「物質代謝」と「エネルギー代謝」とに分けて考えるとわかりやすくなります。

　分けると言っても両者は共につながっているもので、線を引いて分けられません。というのは、「物質代謝」はエネルギーの代謝によって行われ、「エネルギー代謝」は物質代謝によっておきているからです。

　「物質代謝」というのは「物質の変換」のことで、「はじめに」で述べた「異化」と「同化」のことです。「異化」は外部から取り入れた物質（高分子の有機化合物※）を分解する反応です。生体は「異化」によってエネルギーを作り出しています。「同化」は、生体の中で、生体に必要な高分子を合成する反応です。

　「エネルギー代謝」とは、物質代謝によって産生されたエネルギーを利用する反応です。生体で利用されるエネルギーは、すべて化学エネルギーです。生体で利用されるものは以下のようなものです。

(1)　力学エネルギー……筋肉、鞭毛等の運動
(2)　電気エネルギー……神経細胞（生体内の情報の伝達や処理）、筋肉（筋の運動には電気が必要です）、発電器官（シビレエイなど）
(3)　発熱……体温を一定に保つ（恒温動物など）
(4)　物質代謝……物質を分解、合成するためにはエネルギーが必要です。この意味で物質代謝とエネルギー代謝は、線を引いたように分けることはできません。
(5)　光エネルギー……発光（ホタルなど）。これは人体にはありません。

　物質代謝もエネルギー代謝もすべて化学反応ですが、この反応には後に述べる酵素が必要です。

※　有機化合物（＝有機物）：炭素を含む化合物の総称です。糖質（炭水化物）、脂肪、タンパク質も有機化合物に含まれます。

1-2 物質代謝

　物質代謝とエネルギー代謝を分けて考えることは難しいですが、本書では物質の変換を中心に見た場合を「物質代謝」と言います。前述のように物質代謝は、「異化」（物質の分解）と「同化」（物質の合成）に分けられます（図 1-1）。

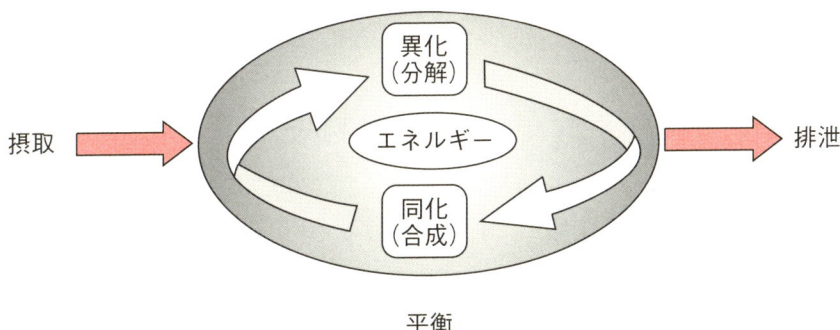

図 1-1　異化と同化

　ヒトは外界から摂取した食物（有機化合物、つまり糖質、脂肪、タンパク質）を分解、吸収しエネルギーを産生します。これが異化です。生体で作られ利用されるエネルギー源の大部分は、「ATP」（Adenosine TriPhosphate：アデノシン3リン酸　図 1-2）という物質です。

　ATPはすべての生物のエネルギー源で、地球上に生命が誕生したときから使われていたと考えられています。言い換えれば、現在のすべての生物は、ATPを使用して生命活動を営んでいるのです。ATPの詳細については章を改めて扱いますが、ここではその名前だけ覚えておいてください。

　同化とは、外部から取り込み分解した物質から、生体にとって必要な物質を合成する過程です。酵素反応により、単純な物質からタンパク質、糖質、脂肪、核酸などの高分子（生体内の高分子ということで生体高分子ともいいます）を作り出します。この反応には、異化反応で得られたエネルギーが使用されます。

　ヒトのような従属栄養生物は、外界から取り込む物質も有機物です。これに対して独立栄養生物は、無機物の炭素、チッ素、硫黄などを取り込んでエネルギーを産生することができます。私たちの暮らしの中で、もっとも良く見られるのは植物です。

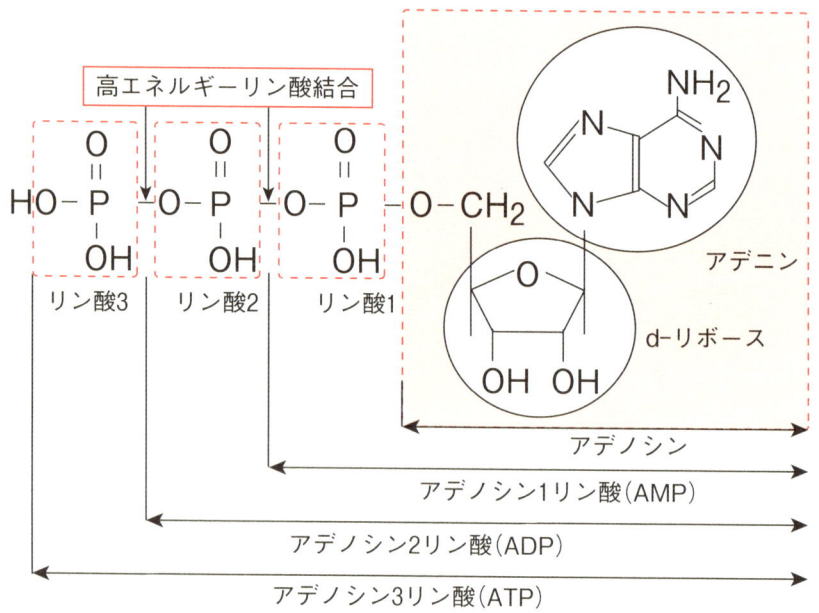

図 1-2　ATP（アデノシン3リン酸）

1-3 生体のエネルギー源「ATP」

　前節でも述べたように、生体のエネルギー源は「ATP」（アデノシン3リン酸）という物質です。ここでは物質としての性質だけを述べて、その合成や分解については後述します。

　「アデノシン3リン酸」の「アデノシン」とは、「アデニン」という「プリン環」の化合物に「d-リボース」という糖が結合したものです。「アデノシン」に、さらに3分子の「リン酸」がつながったものが「アデノシン3リン酸」です（図1-2）。

　このリン酸の結合部位がエネルギーを保持している部位で、「高エネルギーリン酸結合」とよばれています。とくに、2番目と3番目のリン酸結合が、生体のエネルギーとして利用される高エネルギー結合の部位です。

　生体のエネルギーがどのようにして生まれるのかを、簡単に見ておきましょう（図1-3）。この図では構造式を簡略化して書いています。

　「アデノシン3リン酸」の3番目と2番目のリン酸結合が「ATP分解酵素」によって加水分解され、リン酸が切り離されますが、このときエネルギーが放出さ

れます。生体は、このエネルギーを利用しているわけです。この反応は、ATP分解酵素「ATPase（ATPアーゼ）」によって進行します。酵素というのは、いわゆる触媒のことで、化学反応において、自身は変化せずに反応を進める働きのある物質をいいます。

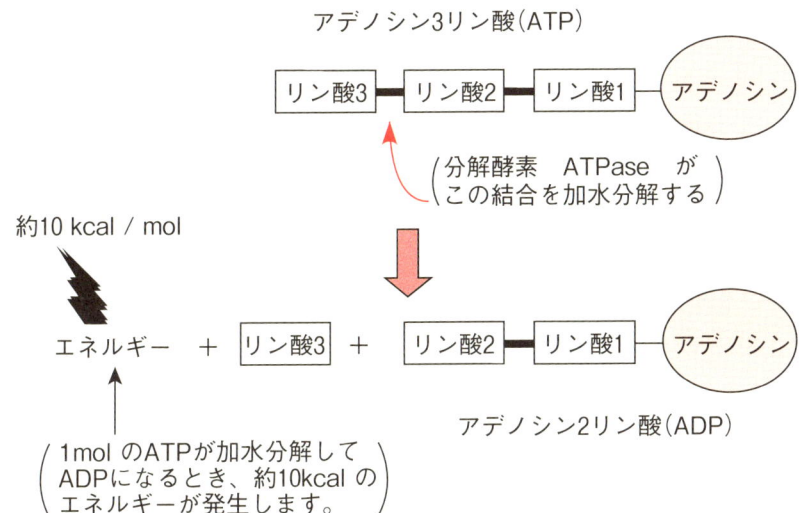

図1-3　アデノシン3リン酸の分解とエネルギー産生

> **Column** プリン体
>
> 図1-2のアデニンのように、その構造にプリン環（図1-4）を持った化合物を、総称してプリン体といいます。ここで述べたアデニンのほかに、「グアニン」があります。アデニンもグアニンも遺伝情報を担う「DNA」（デオキシリボ核酸）の構成物質の一つで、生物にとって不可欠な物質です。
>
> このほか、痛風の原因とされる「尿酸」もプリン体です（図1-5）。ビールの宣伝に出てくるので、酒類に多く含まれているイメージがありますが、ビールに含まれるプリン体の量は、他の食品に比べ格段に高いというわけではありません。むしろ、鶏もも肉の方が多いです。興味のある方は食品科学の本などを参照してください。
>
> プリン体（特に尿酸）の産生過剰や排泄の低下によって、血中の尿酸濃度が上昇すると、高尿酸血症の原因になり、結晶化した尿酸は関節などに蓄積し痛風を引き起こす原因となります。 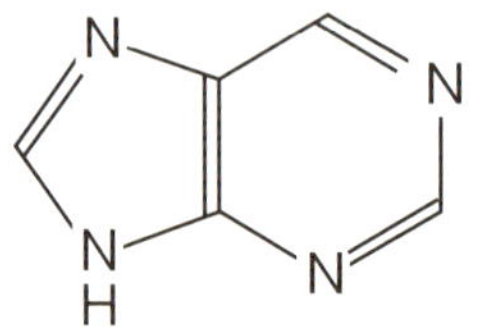
>
> 図1-4　プリン環 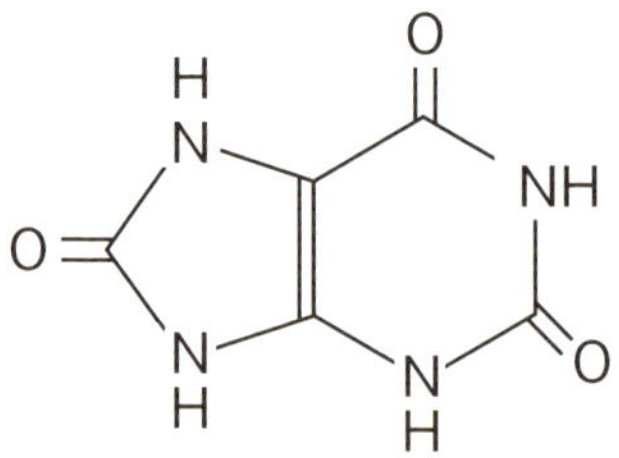　　　図1-5　尿酸（プリン環を持つ化合物）

1-4　生体内の反応

（1）異化

外界から摂取した食物を分解する過程が異化です。これを化学反応でみると、ほとんどが「酸化反応」です。酸化反応とは、つまりものを燃やすことです。もちろん炎をあげて燃やすわけではなく、生体内ではもっと緩やかに反応が進んでいます。

一般的に、多くの物質は安定した状態で存在しています。安定した状態とは、化学的に変化しないということです。例えば、砂糖を考えてみましょう。砂糖はテーブルの上に出しておいても、化学的変化はしません。安定した物質を反応さ

せるためには、外から何らかのエネルギーを与える必要があります。

　反応の速度をあげるために、「触媒」を用いることもあります。触媒とは、化学反応において、それ自体は変化することはないのですが、反応をしやすくする働きがあります。

　例えば、もとになる化合物（「基質」といいます）が化学反応をおこして、生成物ができるとします。このとき触媒がないと、この反応物質を活性化して反応させるためには、高い山（活性化するためのエネルギー）を越える必要があります。一方、触媒があるときは、その山が低くなり活性化のエネルギーが少なくて済みます。これが触媒の作用です（図 1-6）。

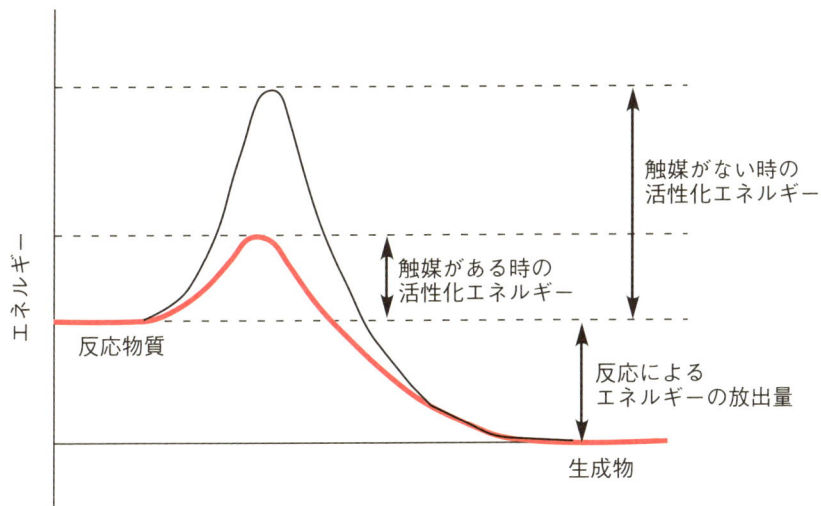

図 1-6　触媒の働き

　生体内にも触媒作用をもつ物資があります。生体にある物質で、このような働きをもつ物質をとくに「酵素」といいます。酵素は生体の物質ですからタンパク質でできています。

　酵素の働きを模式的に示したのが図 1-7 です。酵素には「活性部位」という、特別な部位があり、ここに「基質」（反応する物質）が結合します（これを「酵素基質複合体」といいます）。すると、外部からのエネルギーと酵素の働きで基質が分解され、その結果、反応の生成物が生じます。後の章で詳しく記述しますが、この反応のエネルギー源は大部分が ATP です。

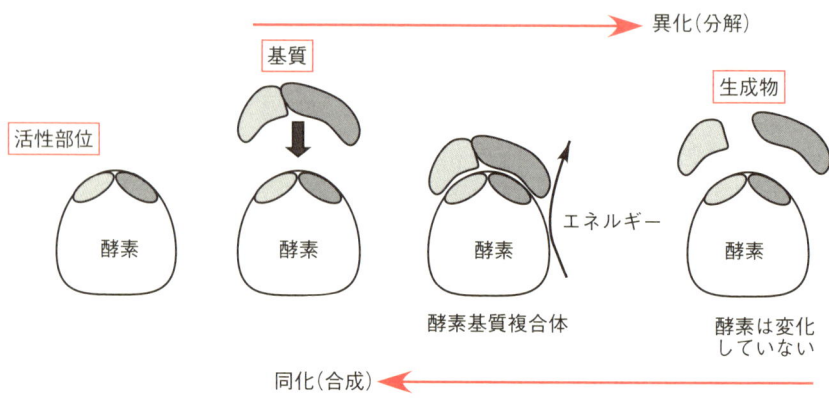

図1-7　酵素反応の仕組み

　この図からわかりますように、酵素は反応の前後でその構造は変化しません。また、基質は酵素の決まった活性部位に結合します。言い換えると酵素が作用を示す基質は、活性部位の構造で決まっているのです。

　図1-7で、右向き矢印の反応は物質が分解する（異化）反応で、反対の左向きが合成（同化）の反応です。多くの酵素は、両方向の反応を触媒しています。

　酵素は、タンパク質でできた複雑な化合物です。タンパク質は、アミノ酸が結合した分子ですが、分子同士が結びついて、「立体構造」を作っています。この立体構造により、酵素は触媒としての機能を発揮します。つまり、これが前述の活性部位です。

　このタンパク質の「立体構造」は、酵素が働く環境の「温度」、「pH」によって、簡単に変化してしまいます。そのため、酵素としての働きが弱くなったり、消失したりします。つまり、酵素が最も効率よく機能する温度やpHがあるのです。これらを酵素の「至適温度」、「至適pH」といいます。大部分の酵素の至適温度は35～40度、つまり生体の体温です。また、至適pHは7前後です。これも、生体の体液のpHとほぼ同じです。体温や体液のpHが、一定の値を維持しなければならないのは、酵素の反応を行うために必要なことなのです。

　ただ、消化の項で述べますが、胃液に含まれる酵素ペプシンは、pH1.5という酸性の状態で最もよく機能します。

（2）　同化

　同化とは、簡単な物質から、複雑な化合物を合成する過程です。例えば、二

酸化炭素や水などから、でんぷんなどを合成する過程です。光合成はその典型です。光合成は、「光」というエネルギーを使用して、水と空気中の二酸化炭素から「糖類」を合成します。

　もちろん、ヒトをはじめとする大部分の動物では、材料となる物質は二酸化炭素などではなく、もっと複雑な化合物が原料となります。動物では、まず摂食で得られた食物をいったん分解し、小さな部品にします。そして分解された多くの部品を使って、生体に必要な複雑で大きな物質を合成します。

　このような異化と同化という仕組みによって、生物は成長していきます。つまり、これが代謝です。

> **Column　酵素とタンパク質**
>
> 　酵母による発酵は、古くから知られていました。発酵には酵母そのものが必要ではなく、酵母の抽出液で引き起こされることが、19世紀の終わりに発見されました。それがのちに「酵素 (enzyme エンザイム)」という名前でよばれるようになりました。
>
> 　また、酵素の基質特異性、すなわち「一つの酵素は一つの物質 (基質) としか反応しない」、いわゆる「鍵と鍵穴説」の概念が生まれました。20世紀に入り、酵素はタンパク質であるということがわかってきました。
>
> 　酵素はタンパク質ですが、非常に複雑な3次元構造をしていて、その構造のある部位が基質と結合します。ここで「鍵と鍵穴」の関係が、分子生物学的に説明されるようになりました。
>
> 　ここで、3次元構造を示すことは難しいので、興味のある方はインターネットなどに画像例があげられていますので、是非見ていただきたいと思います。

第2章
栄養素

2 栄養素

ヒトは、さまざまな栄養素を生体外から摂取し、細胞内で行われる多くの化学反応によって、生命維持に必要なエネルギーを産生しています。同時に、その反応で生じる不要な代謝産物を排泄しています。

食物に含まれ、人体に必要なものを総称して栄養素といいます。その中で、直接生体のエネルギー源となるものが「三大栄養素」といわれるもので、「糖質」、「脂肪」、「タンパク質」です。

三大栄養素が持つエネルギー量は、次のようになります（図 2-1）。

糖質　4 kcal /g　　　脂肪　9 kcal/g　　　タンパク質　4 kcal/g

（「kcal」（キロカロリー）＝ 1000cal のことです。）

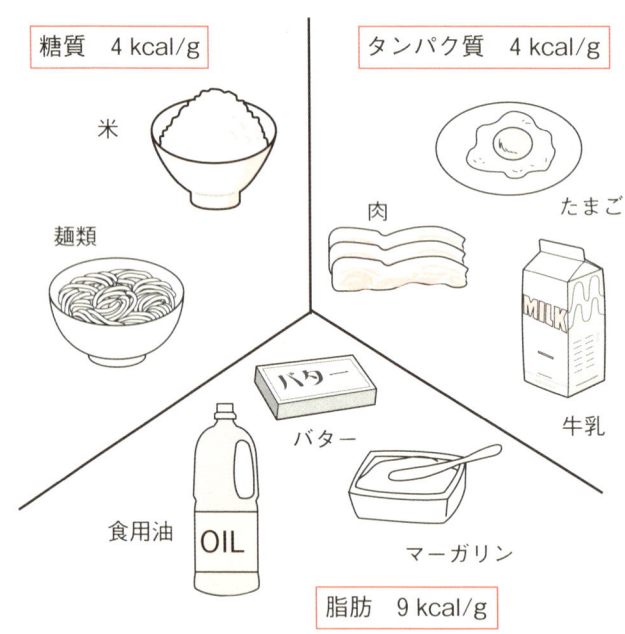

数字はそれぞれの栄養素1グラム当たりのエネルギー量
図 2-1　三大栄養素と熱量

例えば、1gの糖質（デンプンなど）を完全燃焼させると、4000cal ＝ 4kcal の熱が発生するということ

です。1 カロリーとは、1g の水の温度を 1 度上昇させるエネルギー量です。

　もちろん、生体は摂取された栄養素を直接燃焼させて、その熱を利用しているわけではありません。生体内では、「酵素」の触媒作用によって各栄養素を分解し、最終的に生体で利用されるエネルギー源である「アデノシン 3 リン酸」(ATP) を産生し、利用しています。

　ヒトが生命を維持するのに必要な最小限のエネルギー量を、「基礎代謝量」と言います。何もしないでじっとしていても、生体はエネルギーを必要とします。基礎代謝量は、体格、年齢、性別、体温などによって異なりますが、成人男性で、おおよそ 1500kcal/ 日、成人女性では 1200kcal/ 日です。ヒトは生命を維持するために、少なくとも、これだけのエネルギーを生み出す食物を摂取する必要があります。

　生体内では栄養素は、「酵素」によって分解、あるいは合成されますが、この酵素の働きを助けるものに、「ビタミン」や「無機塩類」(ミネラル) があります。これらも広い意味では、栄養素に分類され、この 2 つを含めて五大栄養素と言うこともあります。ただし、ビタミンと無機塩類は、直接エネルギーにはなりません。

　次に、食品に含まれている三大栄養素について、それぞれの化学的特徴を中心に述べます。

2-1 糖質

　糖質は「炭水化物」ともよばれ、ヒトの栄養素の中で最も重要なものです。炭水化物という名前からわかるように、「炭素」、「水素」、「酸素」からできている有機化合物です。

　毎日、主食として食べている米やパンなどの主成分は「デンプン」ですが、これも糖質です。自然界に最も多く存在している「セルロース」(主に植物の繊維) も、また糖質です。

　同じ糖質でも、砂糖とデンプンでは、まったく異なった性質を示します。砂糖は簡単に水に溶けますが、デンプンは水には溶けません。このような性質の違いは、なにによるのか、糖質の構造を見ながら述べていきます。

　糖質は、その構造から、「単糖類」と「多糖類」に分類されます。単糖類は、糖質の一番小さな、基本的な単位で、多糖類を作る際の構成要素となるものです。自然界には非常に多くの単糖が存在します。その中で、「グルコース」(ブドウ糖)* は、ヒトを含む、ほとんどの生物のエネルギーとなる物質の一つです。

　グルコースの構造を図 2-2 の(a)に示します。炭素原子が 6 個から成るので「六炭糖」とも言われます。六炭糖にはグルコース以外に、「フルクトース」(果糖)、「ガラクトース」の 2 種類があります (図 2-2(b)、(c))。ここに示した糖類は、3 種類とも、化学式で示すと、いずれも「$C_6H_{12}O_6$」(炭素 6 個、水素 12 個、酸素 6 個) で表されます。

*　グルコース：グルコースは、化学式で書くと「$C_6H_{12}O_6$」で表されますが、水溶液中では、3 種類の構造 (「α-」、「β-」、「鎖状」) をとり、それぞれが一定の割合で存在しています。図 2-2(a) で示した構造式は、1 位の -OH が上にあるので、最も量の多い「β-グルコース」というものです。また、1 位の -OH が下にあるものは図 2-3 の「α-グルコース」です。

　フルクトースは、水溶液中では 5 種類の構造をとります。図 2-2(b) で示したものは「β-フルクトース」というものです。

　ガラクトースも、「α-」、「β-」があります。図 2-2(c) に示したものは「β-ガラクトース」です。

(a) β-グルコース（ブドウ糖）　化学式　$C_6H_{12}O_6$

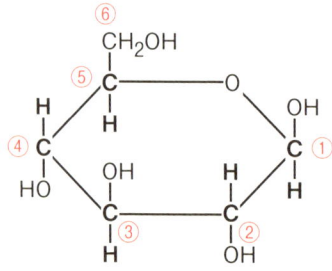

注
一般的に構造式では、炭素(C)と水素(H)は省略して示します。図中の太字の部分です。以下の構造式で省略して示しています。
①〜⑥は炭素につけられた番号です。高分子の化合物ではこのように、ある点を基準にして番号をつけていきます。
化合物の合成や分解では重要なものですが、本書では必要以外のものについては示していません。

(b) β-フルクトース（果糖）　化学式　$C_6H_{12}O_6$

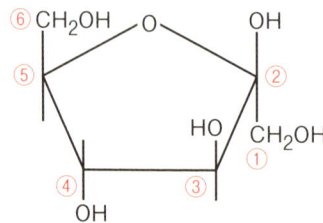

(c) ガラクトース　化学式　$C_6H_{12}O_6$

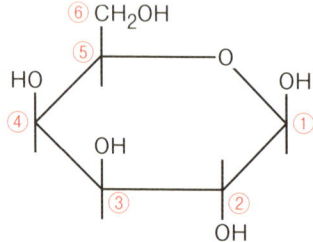

図 2-2　単糖類（六炭糖：$C_6H_{12}O_6$）

図 2-2(b)、(c) で示した構造式には、すべての炭素原子が書かれてはいません。有機化合物の構造式を表すとき、一般的に「炭素」と「水素」を省略して書くことが多いです。例えば、この図のように、グルコースの6角形状のうち、5つの頂点には炭素があります。また、その頂点（炭素原子）から上下に伸びた線（こ

の線は他の分子などと結合する手を表しています）の片側は何も書いてありませんが、ここには水素原子が結合しています。このような表し方は、糖類だけではなく、タンパク質や、脂肪でも同じように示されます。

単糖類には、ここで示した、炭素が6個ある六単糖のほかに、五炭糖という、5個の炭素からなる単糖があります。「リボース」、「デオキシリボース」という糖が、その例です。これら2つの糖は、遺伝子の本体である、「DNA」（デオキシリボ核酸）や「RNA」（リボ核酸）を形成する糖です（**図 2-15 参照**）。

私たちは、食事で単糖類を直接摂取することはまれです。通常は、砂糖（これは食品の名称で化学的には「ショ糖」がその主成分です）や、「乳糖」、あるいは「デンプン」などという形で摂取しています。これらの糖類は、基本的な構成単位である「単糖類」が結合して作られている糖類で、単糖類とは少し異なります。

2つの単糖類が結合した糖を「二糖類」といいます。単糖類どうしの結合のしかたを、「グリコシド結合」といいます。グリコシド結合とは、例えば、**図 2-3** のように、グルコースの「OH」とフルクトースの「H」が結合し、水の分子が除かれる「脱水縮合」という反応で結合したものです。

重要な二糖類は、「グルコース」と「フルクトース」がつながった糖である「スクロース」（ショ糖ともいいます）、「グルコース」が2分子つながった糖である「マ

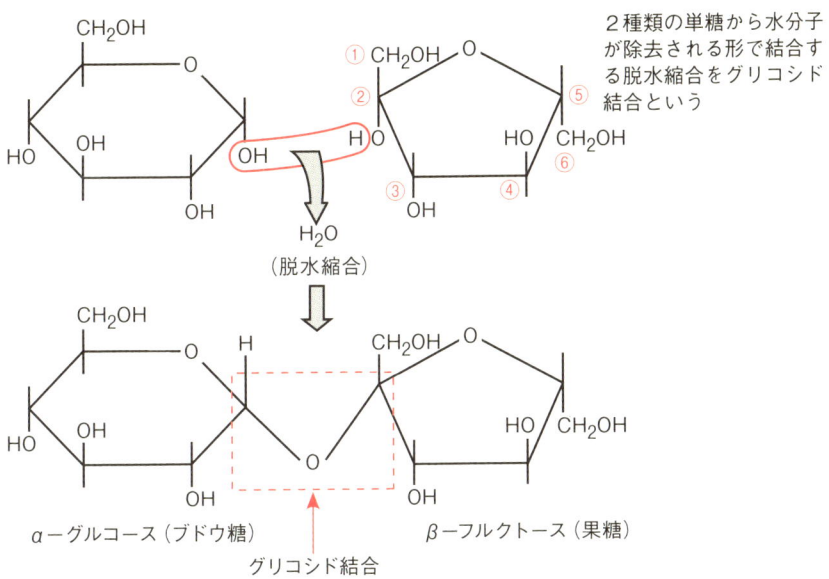

図 2-3　グリコシド結合

(a) スクロース（ショ糖）

α−グルコースとβ−フルクトースがグリコシド結合

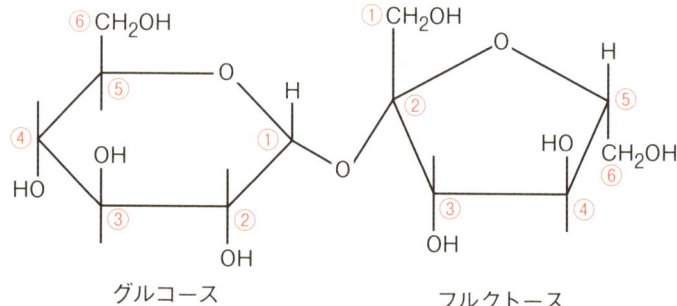

(b) マルトース（麦芽糖）

α−グルコース2分子がグリコシド結合

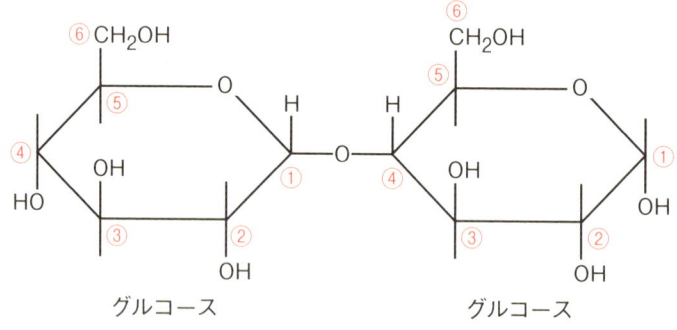

(c) ラクトース（乳糖）

β−ガラクトースとグルコースがグリコシド結合
（α−ラクトースとβ−ラクトースがあり、図はβ−ラクトース）

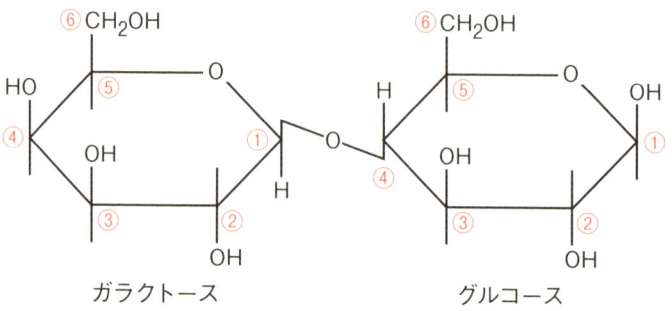

図 2-4　二糖類

ルトース」(麦芽糖)、「グルコース」と「ガラクトース」がつながった「ラクトース」(乳糖)です(図2-4)。

> **Column** トレハロース
>
> 「トレハロース」という糖が合成され、食品や化粧品に使用されるようになって、その多様な機能が知られてきています。「トレハロース」も、グルコース2分子が結合した二糖類です。詳細は略しますが、同じグルコース2分子が結合した「マルトース」とは、つながる部位が異なっています(図2-5)。
>
>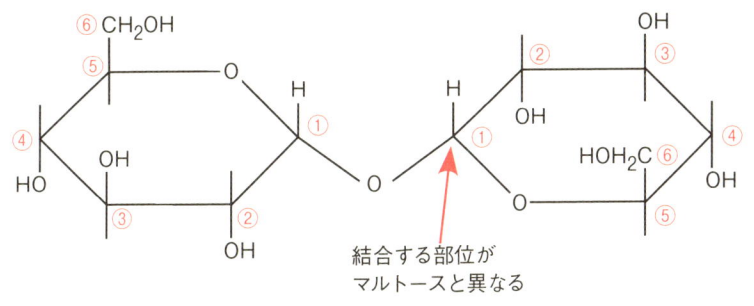
>
> 図2-5 トレハロース

単糖類がたくさんつながったものを「多糖類」といいます。多糖類の種類は、結合する単糖類や結合の仕方などにより多くの種類があります。

例えば、「デンプン」はグルコースが結合した多糖類で、植物の貯蔵糖質となっています。デンプンには、化学構造上の違いにより2種類あります。一つはグルコースが直鎖状につながった「アミロース」(図2-6(a))です。他の一つは枝状に分かれた構造をしている「アミロペクチン」です(図2-6(b))。

動物にも「グリコーゲン」という貯蔵糖質があります。グリコーゲンは、「アミロペクチン」よりもさらに枝分かれの多い構造をしています(図2-6(c))。

ヒトが栄養素として利用できる多糖類は、「デンプン」(アミロース、アミロペクチン)、「グリコーゲン」だけです。デンプンやグリコーゲン(多糖類)は、つな

がり方や、つながっている分子の数は異なっていても、すべて「グルコース」からできています。したがって、多糖類を分解すると、最終的にはすべて「グルコース」になります。分解の過程は、次章の消化吸収で述べます。

(a) アミロース

グリコシド結合
グルコース分子

グルコースが直鎖状につながった構造

○ グルコース分子

(b) アミロペクチン

グルコース分子

グリコシド結合

グルコースが枝状に分かれながらつながった構造

(c) グリコーゲン

グルコースの枝状の結合がさらに複雑になった構造

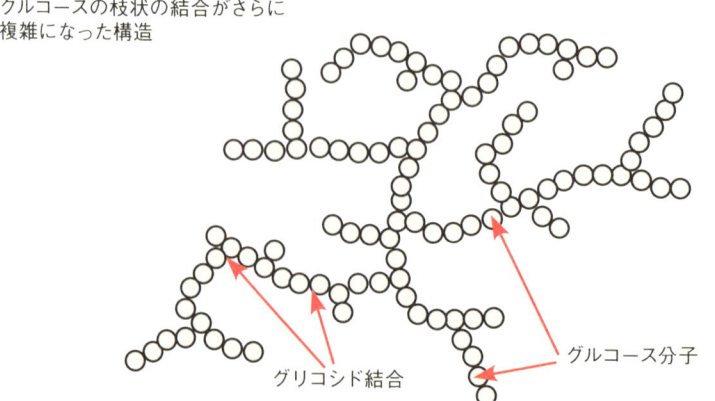

グリコシド結合　　グルコース分子

図 2-6　多糖類

> **Column** セルロース

「代謝」からは少し離れますが、「セルロース」、「キチン」(甲殻類などの殻)、「ペクチン」(植物細胞の細胞壁に含まれ、ジャムのゲル化剤などに利用されている) などという物質も多糖類です。「セルロース」は、繊維素ともいわれ、植物細胞や植物繊維 (綿もそうです) の主成分ですが、グルコースでできています。

ちなみに、セルロースは地球上で最も多く存在する炭水化物です。もし、これが食料になれば飢餓の問題も少しは解決するかもしれません。しかし、残念ながらヒトにはセルロースを分解する酵素 (セルラーゼ) がありません。

セルロースを食料とする動物は、シロアリやフナクイムシです。これらの生物は必ずしも、すべてセルラーゼ持っているわけではなく、体内にセルラーゼを作る原生生物を共生させているものもあります。

> **Column** オリゴ糖

健康食品などで耳にする「オリゴ糖」という糖がありますが、「オリゴ」は、ギリシア語で少ないという意味です。多糖類ほどは分子量が大きくない糖類のことを指す総称です。オリゴ糖を作る単糖の数の定義ははっきりとはしていませんが、三糖類以上を「オリゴ糖」ということが多いです。

> **Column** 希少糖

単糖類は、非常にたくさんの種類があります。量的にグルコース、フルクトース、ガラクトースが多いので、生物はこれを利用してきたようです。

最近、自然界には量的には少ない「希少糖」(文字通りレアな糖) の生理機能が知られるようになってきました。「プシコース」といわれる糖も、その例です。本書では名前だけを紹介するだけにとどめます。興味のある方は調べてください。

2-2 脂肪

　脂肪は、脂質とよばれることもあります。三大栄養素の中では、最もエネルギー量が多い（1g当たり9kcal）栄養素です。言い換えれば、貯蔵するには、最も効率が良い物質になります。

　脂肪には多くの種類がありますが、エネルギーの貯蔵などに利用される脂肪は「中性脂肪」です。

　中性脂肪とは、「グリセロール」（グリセリン）に「脂肪酸」が結合（化学の用語で「エステル化」といいます）したものです。

　グリセロールは化学的にはアルコールの仲間で、3価のアルコールといわれます。3価とは、他の分子と結合できる手が3本（「-OH」が3個）あるという意味です（図2-7で示されている①、②、③）。

　3本それぞれの手（「-OH」）に、種類の違う「脂肪酸」（Rと略記します）が結合できます。1本の手に「脂肪酸」（Rで示しています）が結合しているものを、「モノグリセリド」（モノ：1つという意味）といい、2本の手に2個の脂肪酸が結合しているものを、「ジグリセリド」（ジ：2つという意味）といいます。3本の手すべてに「脂肪酸」が結合したものを、「トリグリセリド」（トリ：3つという意味、トリグリセロールともいいます）といい、「中性脂肪」の大部分はこれです。したがって、「トリグリセリド＝中性脂肪」としていることが多いです。血液検査の項目にもある中性脂肪とは、この「トリグリセリド」のことです。

　中性脂肪は上で述べたように、3種類の脂肪酸が、「グリセロール」に結合したものですから、構造式は図2-8のように書きます。有機化学（生化学も含まれます）では、炭素と水素を省略して書くことが多いです。この図でノコギリ状に示

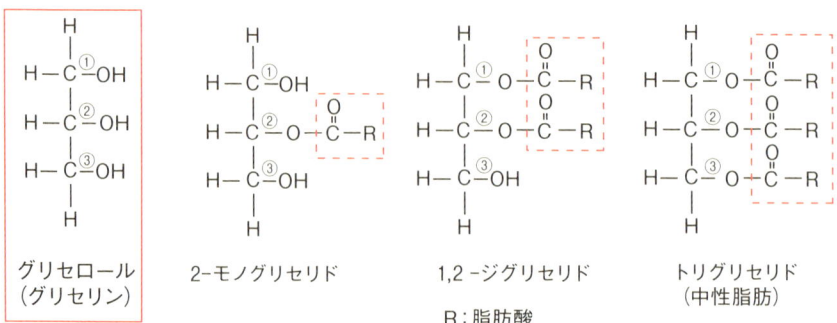

図 2-7　脂肪はグリセロールと脂肪酸が結合したもの

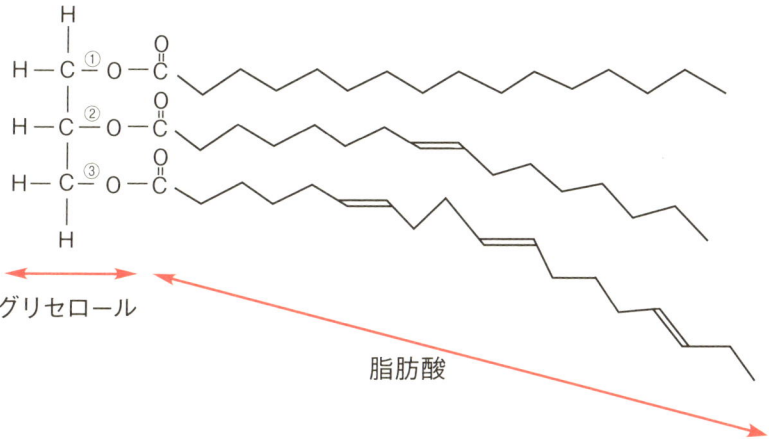

図 2-8 脂肪の構造式（トリグリセリド）

した「山」と「谷」の部分には、それぞれ「炭素」があり、その炭素原子には2個の水素原子が結合（-CH$_2$-）していることを意味します（図 2-9）。構造式を書くときは省略します。すでに出てきた糖質と同じように省略して書いてあります。

脂肪酸は、化学的に言うと、鎖状の炭化水素の「1価のカルボン酸」（R-COOH）というものです（図 2-9、これは構造を示したものです）。一般式は「C$_n$H$_m$COOH」で表されます。長い鎖状の両端には、それぞれ「メチル基」（-CH$_3$）と「カルボキシル基」（-COOH）が結合しています（カルボン酸といわれる理由です）。

脂肪酸は、生合成される際に長鎖の炭素数が2個ずつ増えていくため、大部分の脂肪酸は、炭素数が偶数個となります。脂肪酸の生合成については後述します。

ここで、脂肪酸の名称について述べておきます。炭化水素の数が4以下のものを、「短鎖脂肪酸」（低級脂肪酸）、5〜10のものを「中鎖脂肪酸」、12以上のものを「長鎖脂肪酸」（高級脂肪酸）とよんでいます（図 2-9）。

また、脂肪酸は、炭素の鎖の結合の仕方で、大きく2つに分類されています。鎖を作っている炭素がそれぞれ1本の手で結合している脂肪酸を「飽和脂肪酸」といいます（図 2-10(a)）。この例で示したのは、「パルミチン酸」という脂肪酸で、ラードやヘッドに多く含まれているものです。

他の一つは、「不飽和脂肪酸」といわれるもので、炭素の鎖の中に「二重結合」があるものです（図 2-10(b)）。二重結合とは、それぞれの炭素が2本の手で結合しているものです。したがって、二重結合のある炭素には、水素原子が一つずつしか結合していません。

脂肪酸＝長鎖炭化水素のカルボン酸（図2-7中のRに相当する分子）

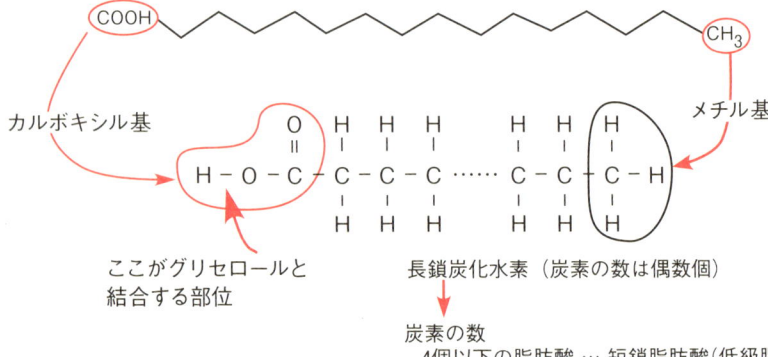

図 2-9　脂肪酸

(a) 飽和脂肪酸の例　パルミチン酸

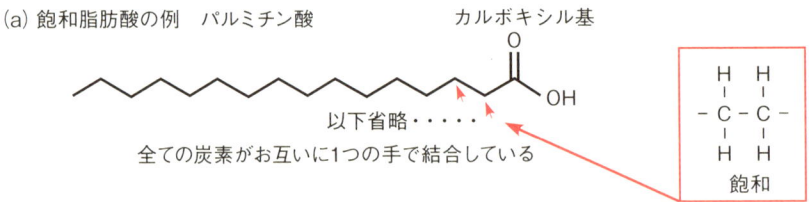

(b) 不飽和脂肪酸の例 DHA ドコヘキサエン酸

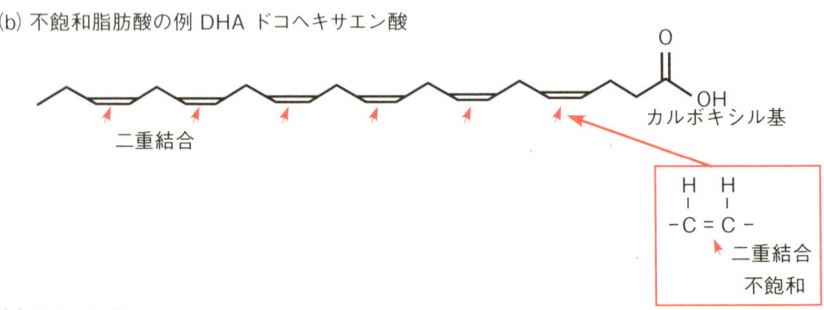

(c) リノール酸

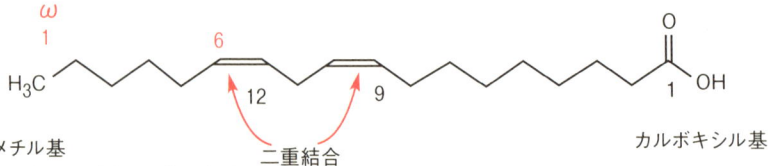

図 2-10　飽和脂肪酸と不飽和脂肪酸

細かい話ですが、二重結合の部位が1カ所あるものを、「一価不飽和脂肪酸」、複数あるものを「多価不飽和脂肪酸」と言います。この例に示した、「ドコヘキサエン酸」もすべての炭素が、二重結合で繋がっているので、多価不飽和脂肪酸に分類されます。

「ドコヘキサエン酸」は、マスコミなどで、摂取すると頭によい、健康に良いなどと話題になりましたが、魚油に多く含まれている脂肪酸です。

脂肪酸は、もともと長大な分子ですから、多くの種類があることは容易に想像できます。ヒトには代謝の過程で必要であっても、自分では合成できない脂肪酸がいくつかあります。このような脂肪酸は、食物から摂取する必要があるため、「必須脂肪酸」といわれています。ヒトの場合は以下の6種類が、必須脂肪酸です。

◎ [**必須脂肪酸**]

「リノール酸、γ-リノレン酸、アラキドン酸」

……ω-6脂肪酸（ω：オメガと読みます）

「α-リノレン酸、エイコサペンタエン酸（EPA）、ドコヘキサエン酸（DHA）」

……ω-3脂肪酸

「ω-6」、「ω-3」とは、不飽和脂肪酸のもつ「二重結合」が、端にある「メチル基」側から6番目あるいは3番目にあることを意味しています。リノール酸の例を図 2-10(c)に示します。

2-3 タンパク質

(1) アミノ酸

タンパク質は、「アミノ酸」がつながった高分子化合物です。生体にとって重要な物質です。身体は、タンパク質でできているといってもいいでしょう。

はじめに、タンパク質を形成しているアミノ酸から見ていきます。

アミノ酸分子は、炭素C、水素H、酸素Oの他に、窒素Nを持っています（図 2-11）。中央にある炭素には4本の手があり、それぞれの手に「アミノ基」（-NH_2）、「カルボキシル基」（-COOH）、「水素」（H）が結合しています。残りの一つは、「R」で表される側鎖（アルキル基）で、この側鎖はアミノ酸ごとに異なります。

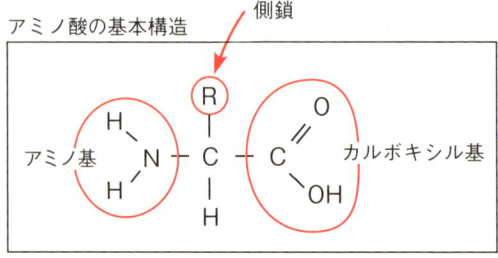

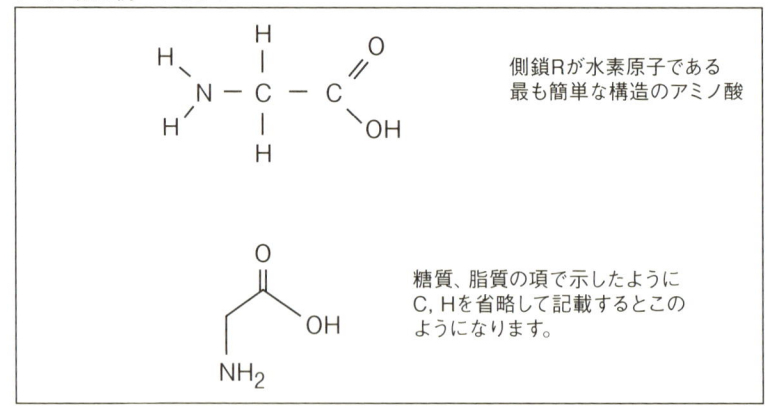

図 2-11　アミノ酸

　最も構造が簡単なアミノ酸は、側鎖 R が水素 1 個のものです。これは、最も分子量の少ないアミノ酸で、「グリシン」と言われています（**図 2-11**）。図で示すように、グリシンの炭素の手には同じ水素原子が 2 個結合しています。グリシン以外のアミノ酸は、炭素の 4 本の手にはすべて異なる分子が結合しています。

　例えば「アラニン」について説明しましょう（**図 2-12(a)**）。アラニンは、グリシンについで分子量の少ないアミノ酸です。側鎖 R の位置に、グリシンの水素（H）のかわりに「メチル基」（-CH$_3$）が結合して入っています。したがって、炭素 4 本の手には、それぞれ異なる分子（原子）が結合しています。このような炭素を「不斉炭素」といいます。

　不斉炭素がある化合物は、原子の立体的な配列が鏡に映した実像と虚像の関係になり、互いに重ね合わせることができない形となります（**図 2-12(b)**）。このような関係にある分子どうしを、「光学異性体」といいます。光学異性体は、物理的・化学的性質がほとんど同じで、旋光性のみが異なります。旋光性を有す

(a) 不斉炭素

不斉炭素……4本の手にそれぞれ異なる分子が結合している

(b) 異性体

L-アラニン　　　D-アラニン

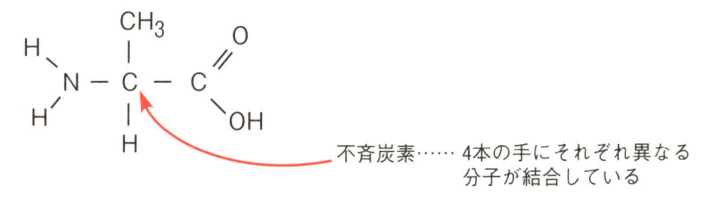

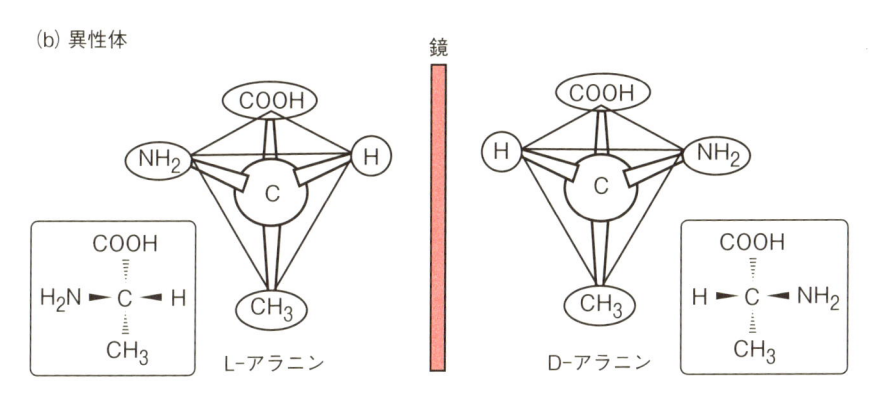

鏡を置くとそれぞれが対称になっていることがわかる

とくに鏡像異性体という

図2-12　異性体　アラニンの例

ることを「光学活性」であるといいます。詳細な説明は避けますが、アミノ酸の異性体には、立体配置の順序を示す記号「L-」と「D-」があることは知っておいてください。

　ここで示したアラニンは、ちょうど鏡に映したような関係になっています。このことから光学異性体であるといえます。その旋光性の違いから、「L-アラニン」、「D-アラニン」として区別して記載します。

> **Column　旋光性**
>
> 　光は横波の性質を持っています。通常の光は横波の面は360度あらゆる方向の面の波が含まれています。その光を偏光板という特殊なガラス板を通すと、ある特定の角度を持った光だけが通過してきます。これを「偏光」といいます。偏光を、光学異性体に照射すると、もとの偏光面の角度が変化します。このような性質を「旋光性」といいます。上述のL-アラニン、D-アラニンは、化学式はまったく同じでも、旋光性が異なります。これを「光学異性体」といいます。
>
> 　偏光は、私たちの暮らしで、たくさん利用されています。液晶ディスプレー、3Dディスプレーなどは偏光の性質を利用しています。

　光学異性体の物理化学的性質（例えば、水に対する溶解度など）は、それほど大きな差異はありませんが、生物学的には全く異なる作用を示します。大変興味深いことに、生体内のアミノ酸は「L-」型のアミノ酸で、「D-」型のアミノ酸はありません。

　皆さんも料理などで「グルタミン酸」（正確には「L-グルタミン酸ナトリウム」）を、うま味を出すために使用することがあると思いますが、ヒトがうまみを感じるのは「L-グルタミン酸」だけなのです。「D-グルタミン酸」には、うま味という意味では全く反応しません。もちろん両者の化学式は全く同じですが、立体構造が異なるからです。舌の感覚細胞である「受容細胞」（味細胞といいます）は、「L-」型のアミノ酸とだけ結合し、「D-」型のアミノ酸とは結合できないので、「D-グルタミン酸」を感じ取ることができないのです。

　自然界には数100種のアミノ酸があるといわれておりますが、ヒトの体を作るアミノ酸はわずか20種類です（**表2-1**）。その中で、体内で合成されるものもありますが、9種類のアミノ酸は人体で十分な量を合成できず、体外から摂取しなければならないものがあります。これが「必須アミノ酸」といわれるアミノ酸です。

　この表には、各アミノ酸の3文字略号を併せて示しました。アミノ酸が関与する反応系では、略号で示されることが多いです。このほかに1文字の略号もありますが、本書では省略しています。また、側鎖（R、アルキル基）も省略しています。

表 2-1　アミノ酸の種類

非必須アミノ酸　11 種類

名称	3 文字略号	分子量
グリシン	Gly	75.1
セリン	Ser	105.1
グルタミン	Gln	146.2
グルタミン酸	Glu	147.1
プロリン	Pro	115.1
チロシン	Try	181.2
システイン	Cys	121.2
アラニン	Aln	89.1
アスパラギン	Asx	132.1
アスパラギン酸	Asp	133.1
アルギニン	Arg	174.2

必須アミノ酸　9 種類

名称	3 文字略号	分子量
ロイシン	Leu	131.2
イソロイシン	Ile	131.2
バリン	Val	117.2
メチオニン	Met	149.2
スレオニン	Thr	119.1
トリプトファン	Trp	204.3
フェニルアラニン	Phe	165.2
リシン	Lys	146.2
ヒスチジン	His	155.2

(2) タンパク質

　タンパク質は、体をつくる成分だけでなく、酵素やホルモンの一部などの生理活性物質をつくります。タンパク質は、上で述べた 20 種のアミノ酸を組み合わせて、数百から数万個を鎖状に結合したものです。

　アミノ酸は、「ペプチド結合」という結合でつながっていきます。それぞれのアミノ酸のもつ、「カルボキシル基」(-COOH) の「OH」と、「アミノ基」(-NH$_2$) の「H」が結合し、水 (H$_2$O) が取れる「脱水縮合」で結合します。そして、この結合をもつものを「ペプチド」といいます (図 2-13)。

　2 個のアミノ酸の結合を「ジペプチド」、3 個の結合は「トリペプチド」といい、数が増えるごとに、名称が変わります。タンパク質のように、非常に多くのアミノ酸が結合してできあがっているものを「ポリペプチド」(ポリ:「多い」という意味) ともいいます。

　図 2-13 に示した「ジペプチド」を見ると、左端にアミノ基があります。ここを「アミノ末端」(N 末端) といいます。反対側には、必ずカルボキシル基があります。ここを「カルボキシル末端」(C 末端) といいます。どのように長いタンパク質でも、これは変わりません。

　アミノ基は「プラス」に荷電し、カルボキシル基は「マイナス」に荷電しています。タンパク質はこの 2 つを持っており、さらにアミノ酸の「側鎖 (R)」も電荷を持つものがあります。したがって、分子全体としては、プラスイオンにもマイナスイオンにもなることができる、両性の電解質となります。

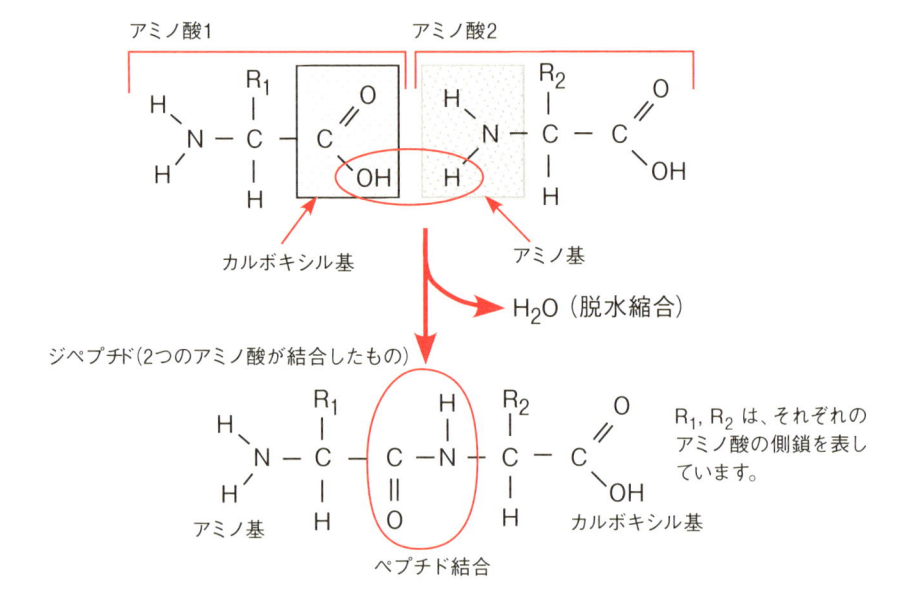

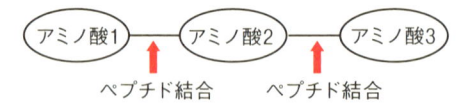

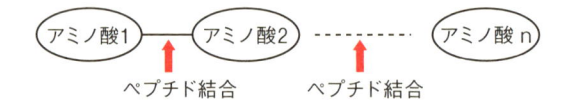

図 2-13　ペプチド結合

　タンパク質は、アミノ酸が鎖状に結合したものですが、鎖状といっても、長い1本の糸のようなものではありません。複雑な立体構造を形成しています（図 2-14）。

　アミノ酸がペプチド結合で鎖状につながったものを「一次構造」といいます（図 2-14(a)）。この構造では、まだタンパク質としての機能を果たすことはありません。つぎに、一次構造の鎖状のタンパク質がつながりあって、「β-シート」というシート状になったり、「二重らせん」（「α-ヘリックス」図 2-14(b)）を形成します。これをタンパク質の「二次構造」といいます。

(a) 一次構造

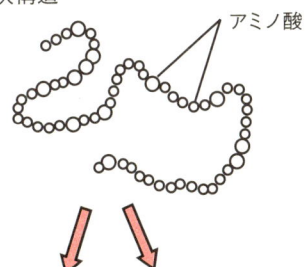

アミノ酸

アミノ酸がペプチド結合でつながっている鎖状の構造
まだ、タンパク質としての機能はありません。

(b) 二次構造

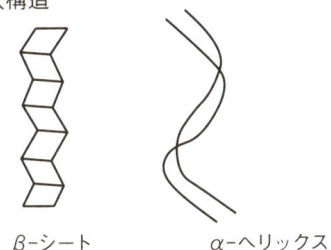

β-シート　　α-ヘリックス

アミノ酸の鎖が、さらに平板のシート状の構造や二重「らせん状の構造を形成する。
この構造でもタンパク質としての機能は、まだありません。

(c) 三次構造

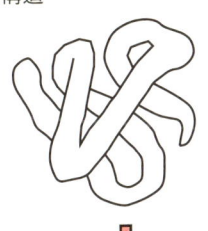

α-ヘリックスやβ-シートがつながり、三次元の構造を形成する。

(d) 四次構造

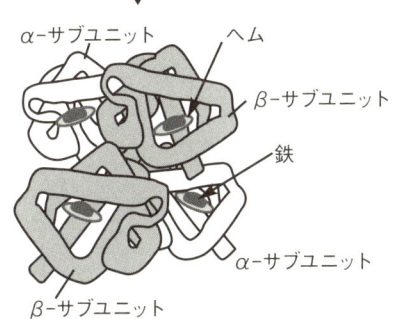

α-サブユニット
ヘム
β-サブユニット
鉄
α-サブユニット
β-サブユニット

(c)の三次元構造を形成したタンパク質がいくつか組み合わさり四次構造を作る。

ここに示した図は、ヘモグロビンの四次構造。三次構造のタンパク質が2個ずつ、それぞれをα-サブユニットとβ-サブユニットといい、合計4つのサブユニットで構成されている。

このような構造になって、初めてタンパク質としての機能を果たすことができる。

図 2-14　タンパク質の構造

これらが組み合わさり、立体的な構造を形成します（図 2-14(c)）。これが、タンパク質の「三次構造」です。この構造になると、タンパク質としての機能を発現するものがあります。とくに、このようなタンパク質を「単量体」といいます。

三次構造を形成したタンパク質がいくつか集まり、さらに大きなタンパク質を形成します。このような構造をタンパク質の「四次構造」といいます（図 2-14(d)）。この図で、例として示したタンパク質は、「ヘモグロビン」の模式図です。2種類、4個のタンパク質が集まっています。

このように、いくつかのタンパク質が集まって大きなタンパク質を形成するとき、集合しているそれぞれのタンパク質を「サブユニット」という言い方をします。ヘモグロビンは「α-サブユニット」が2個、「β-サブユニット」が2個からなるタンパク質ということになります。ちなみに、「α-サブユニット」は141個のアミノ酸から成り、「β-サブユニット」は146個のアミノ酸から成っています。

タンパク質はアミノ酸が結合したものですから、結合するアミノ酸の順番が、タンパク質を作る上で最も重要なものになります。つまり、どのアミノ酸がどの順番で結合するかが、一番重要なことになるわけです。

つぎに、なにをもとに、さまざまなタンパク質が作られるのかを簡単に見ましょう。

2-4 核酸

アミノ酸を結合していく順番は、DNAの遺伝情報に基づいています。DNAの持っている遺伝情報とは、アミノ酸からタンパク質を合成するための情報のことです。言い換えれば、DNAはその個体の「設計図」であると言えます。

DNAの情報は「転写」、「翻訳」という過程を経て20種のアミノ酸をペプチド結合して、タンパク質を合成します。転写、翻訳に関しては後述しますが、タンパク質は、遺伝情報によって合成されることは記憶しておいてください。タンパク質以外の栄養素は、直接DNAの支配を受けることはなく、必要に応じて酵素の働きで合成されています。酵素もタンパク質ですから、遺伝情報にしたがって作られています。

「核酸」は、生命の根幹である、遺伝子として重要な化合物です。核酸が2重のらせん構造になっているものを「遺伝子」といいます。遺伝子は、その生物を形成する設計図のようなものです。

核酸の代謝は、生命にとって大事なことです。核酸は、エネルギーの産生などには直接かかわっていませんが、生物の設計図をつくる意味で、核酸の代謝を知っておくことは大事なことです。

核酸は、糖と塩基からなる「ヌクレオシド」に、リン酸が結合した「ヌクレオチド」を単位として、それが多数エステル結合し長大な分子になったものです。

まず、核酸を構成する分子について述べます。

(1) 糖

核酸を構成する糖は、「デオキシリボース」（D-デオキシリボース）と「リボース」（D-リボース）という2種類の五炭糖です（図2-15）。この2つは似た構造をしており、その違いは、酸素の数です。「リボース」の2番目の位置（図中②の炭素）にある「OH」の酸素が無くなったものが、「デオキシリボース」です。デオキシとはオキシ（酸素）が無いという意味です。

ちなみに、「D-」はアミノ酸の項で述べましたが、光学異性体で立体配置の順序の違いを示す「D-」です。本によっては、正しく、「D-リボース、あるいはd-リボース」などと記述されているものもありますが、本書では省略しました。

「デオキシリボース」が使われている「核酸」が、DNA（デオキシリボ核酸 deoxyribonucleic acid）で、「リボース」が使われている「核酸」が、RNA（リボ核酸 ribonucleic acid）です。

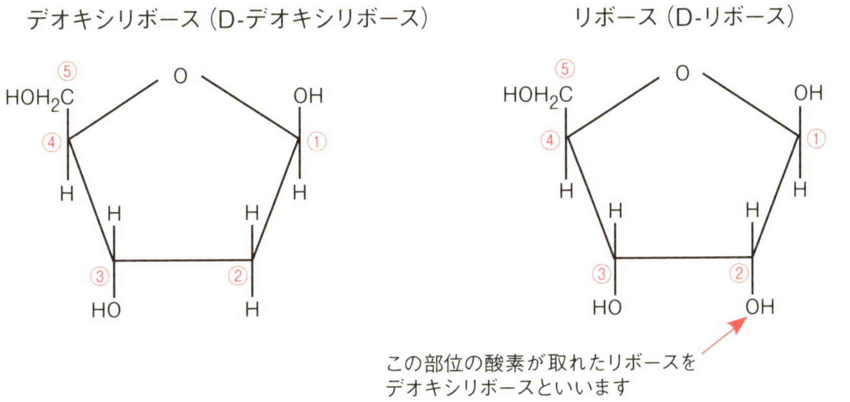

図2-15 デオキシリボースとリボース

(2) 塩基

核酸を構成する「塩基」は、5種類あります。これらの塩基は構造から、「プリン塩基」と「ピリミジン塩基」に大別されます（図 2-16）。「プリン塩基」には、「アデニン」と「グアニン」の 2 種類があります（図 2-16(1)）。一方、「ピリミジン塩基」には、「シトシン」、「チミン」、「ウラシル」の 3 種類があります（図 2-16(2)）。

(3) ヌクレオシド

(1)の糖と、(2)の塩基が結合した化合物を「ヌクレオシド」といいます。例えば、「アデニン」と「リボース」が結合したものを「アデノシン」といいます（図 2-17）。この他の塩基についても同様です。アデノシンは生物にとって非常に大事な化合物です。生物のエネルギー源である ATP のもとの物質です。

(4) ヌクレオチド

「ヌクレオシド」に「リン酸」が結合したものを「ヌクレオチド」といいます。図 2-18 に示した例は「アデノシン」に「リン酸」が結合したものです。リン酸が 3 分子結合したものを「アデノシン 3 リン酸」（ATP：adenosine triphosphate）といいます。前に述べたように、すべての生物のエネルギー源です。

(1) プリン塩基

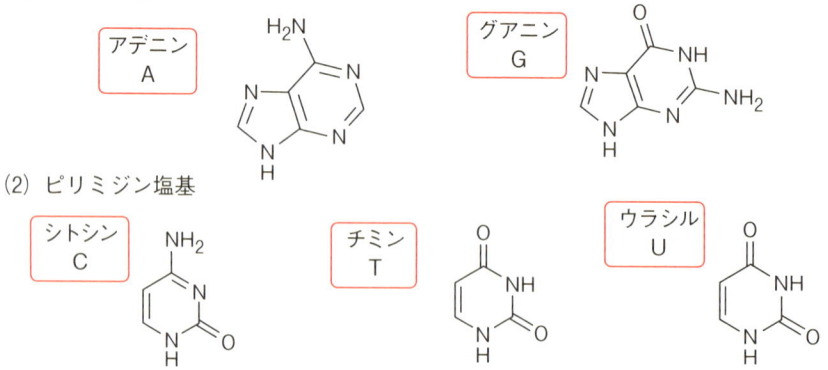

アデニン A

グアニン G

(2) ピリミジン塩基

シトシン C

チミン T

ウラシル U

5種類の塩基：プリン塩基が2種類とピリミジン塩基が3種類あります。
各塩基の下に示した英文字はそれぞれの塩基の略号です。

図 2-16 核酸の塩基

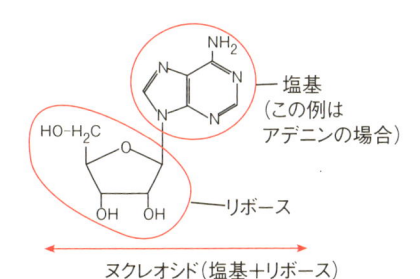

図2-17 ヌクレオシド（アデノシンの例）

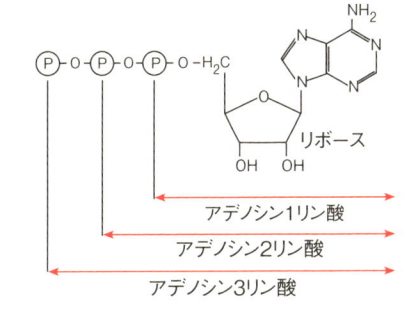

図2-18 ヌクレオチド（アデノシン3リン酸（ATP））

（5） 核酸

核酸の化学構造を見てみましょう。図2-19のように、「糖」と「塩基」からなる「ヌクレオチド」が、「リン酸エステル結合」でつながった高分子化合物です。

塩基1～4は、図2-16で示した5種類の塩基のいずれかが結合します。核酸を構成する五炭糖のXに「H」が結合しているものが「デオキシリボース」であり、「OH」が結合しているものが「リボース」です。

糖として「デオキシリボース」で構成されている核酸を「デオキシリボ核酸」（DNA）といいます。DNAは、二重らせん構造をとります（図2-20）。この2重らせんが「ヒストン」というタンパク質にまきついて、折りたたまれたものが「染色体」です。これが遺伝子の本体です。

図2-20で示されるように、2重らせんは、それぞれの塩基がペアを作ってらせん状になっています。ペアを作る相手は決まっています（塩基対）。

「**チミン（T）**」（ピリミジン塩基）と「**アデニン（A）**」（プリン塩基）、

「**グアニン（G）**」（プリン塩基）と「**シトシン（C）**」（ピリミジン塩基）、という組み合わせです。

もう一つの核酸は、糖が「リボース」で構成されている核酸で、「リボ核酸」（RNA）といいます。この核酸はDNAの情報を読み取り、それに基づいて、タンパク質を合成する働きがあります。

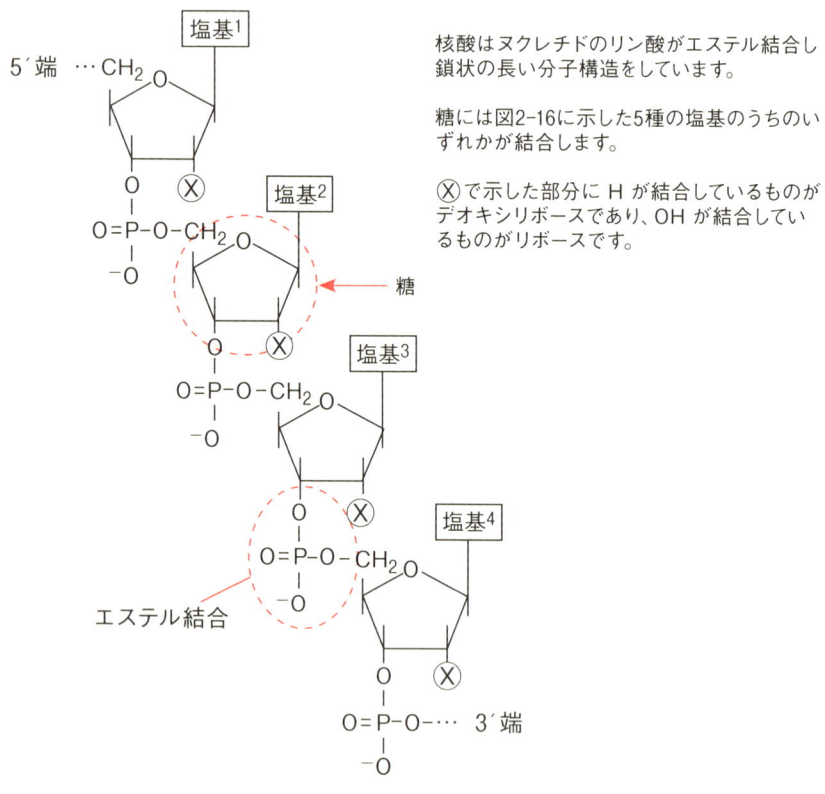

図2-19 核酸の構造

　DNAに使われる塩基は、アデニン（A）、グアニン（G）、シトシン（C）、チミン（T）の4種類ですが、RNAに使われる塩基は、アデニン（A）、グアニン（G）、シトシン（C）、ウラシル（U）の4種類で、チミンとウラシルが異なっています。つまりRNAがDNAの情報を読み取るとき、DNAのアデニンの対として、チミンの代わりにウラシルが結合します。

核酸の2重らせん構造

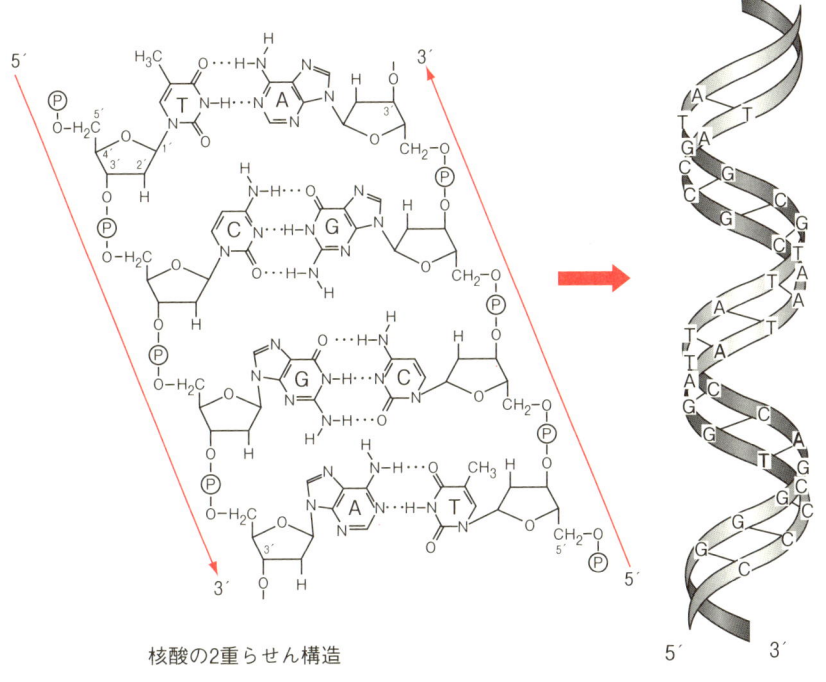

図 2-20　DNA の 2 重らせん構造（A-T と G-C の対を作る）

> **Column　塩基対**
>
> 遺伝の情報というのは、簡単にいうと「核酸」(DNA) の塩基の配列のことです。DNA は「アデニン」(A) と「チミン」(T)、「シトシン」(C) と「グアニン」(G) が対を作っています。これを「塩基対」といいます。ヒトの染色体の塩基対は全部で約 31 億あります。かなり大ざっぱな言い方ですが、31 億の塩基の配列が人を作っているということになります。

2-5 核酸の代謝

核酸の構造を述べましたので、次に、核酸の代謝について述べます。核酸の代謝は、エネルギー産生には直接関わることがありませんので、ここでまとめておきます。

核酸の代謝とは、核酸の構成単位である、プリンやピリミジンを合成し「ヌクレオチド」を作ることと、それらを分解する過程のことです。

ここで、ヌクレオチドの合成には2つの経路があります。一つは「デノボ合成」（de novo 合成）という新しく作る経路と、不要になったDNAやRNAを分解して、再利用し合成する「サルベージ経路」です。

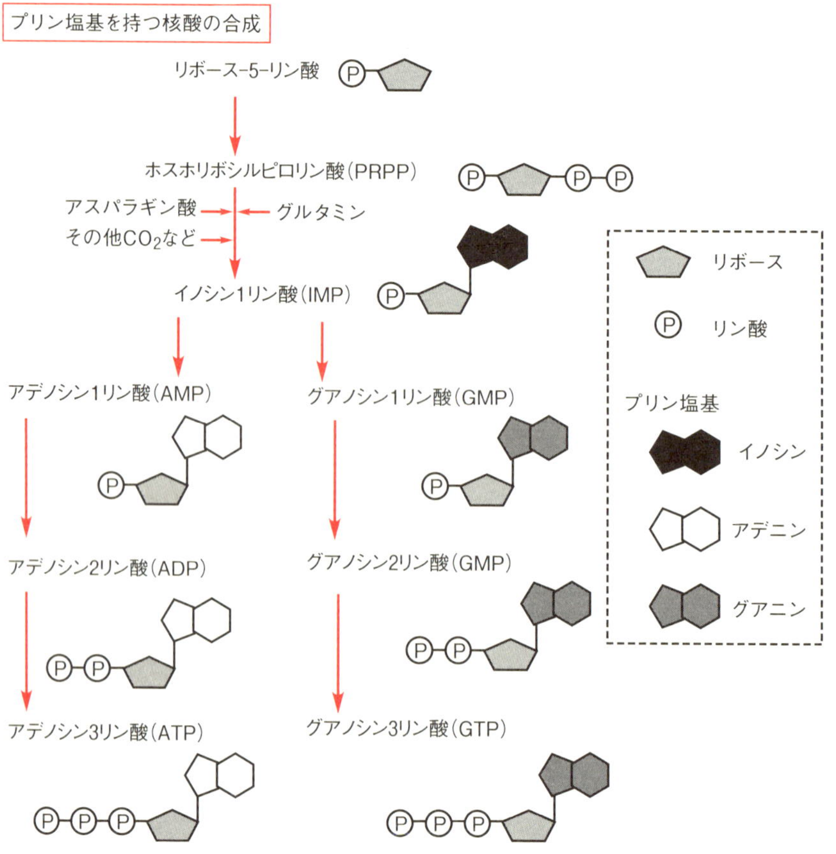

図 2-21　核酸（アデノシン、グアノシン）の合成（de novo 合成）

ピリミジン塩基を持つ核酸の合成

カルバミルリン酸
アスパラギン酸 →
オロト酸
← ホスホリボシルピロリン酸（PRPP）
オロチジンリン酸
ウリジン1リン酸
ウリジン2リン酸

ピリミジン塩基
ウラシル
チミン
シトシン

チミジン3リン酸（TTP）　　シチジン3リン酸（CTP）

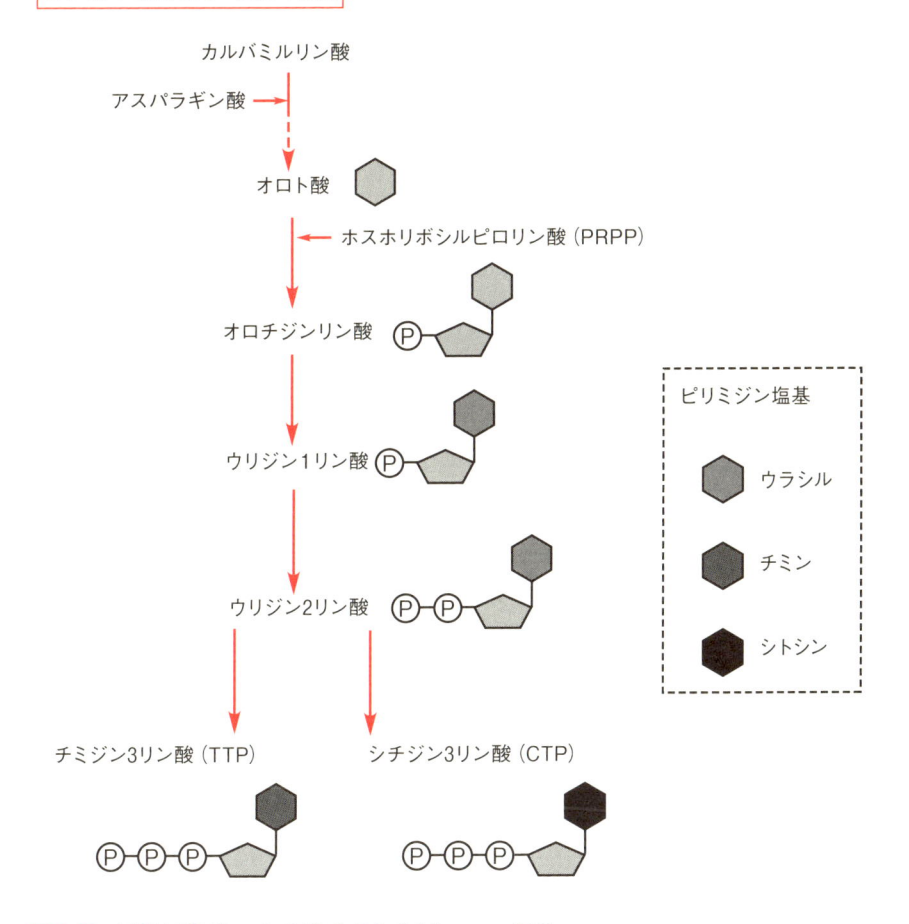

図 2-22　核酸（チミジン、シチジン）の合成（*de novo* 合成）

（1）　核酸の合成（*de novo* 合成）

　はじめに、「*de novo* 合成」から述べます。*de novo* とは「新しいものから」という意味ですが、核酸（ヌクレオチド）を新たに合成するということです。ヌクレオチドとは、すでに述べたようにプリン塩基やピリミジン塩基に糖とリン酸が結合したものです（**図 2-18 参照**）。糖もリン酸も、細胞内には比較的豊富に存在します。したがって、ヌクレオチドの合成とは、プリン塩基やピリミジン塩基を、それらの構成単位から新たに作り出すことになります（**図 2-21**）。この経路は非常に複雑ですから、概略だけを述べます。

①**プリン塩基**

　解糖系（**図 5-3 参照**）の中間産物である「グルコース 6-リン酸」から、「ペントースリン酸経路」によって、「リボース 5-リン酸」が作られます。これがリン酸化され、「ホスホリボシルピロリン酸」（PRPP）が合成されます。ここに、「グルタミン」、「アスパラギン酸」など、いくつかの物質が結合し、「イノシン 1 リン酸」（IMP）*が作られます。

　この「イノシン 1 リン酸」が出発点になり、「アデノシン 1 リン酸」（AMP）と「グアノシン 1 リン酸」（GMP）に変えられます。そして、最終的に、それぞれにリン酸が結合し、「アデノシン 3 リン酸」（ATP）と「グアノシン 3 リン酸」（GTP）が作られます（**図 2-21**）。

②**ピリミジン塩基**

　ピリミジン塩基は、はじめに、「カルバミルリン酸」と「アスパラギン酸」から、ピリミジン塩基の 1 種である「オロト酸」（オロチン酸ということもあります）が合成され、ここに、前述の「ホスホリボシルピロリン酸」（PRPP）が結合し、「ウリジン 1 リン酸」（UMP）が合成されます。これから、別の経路で「ウリジン 2 リン酸」（UDP）に変わり、さらに「チミジン 3 リン酸」（TTP）と「シチジン 3 リン酸」（CTP）が合成されます（**図 2-22**）。

(2)　プリン、ピリミジンの分解とサルベージ経路による再合成

　核酸の合成には、もう一つの経路があります。「サルベージ経路」（サルベージ回路ともいいます）です。サルベージとは、もともとは海底から沈没船を引き上げるということです。そこから、壊れたものを修復して利用するという意味で使われます。つまり、核酸を分解して排泄されるものを再利用することです。したがって、サルベージ経路というのは、核酸の分解と密接につながっています。

　例えば、「アデノシン 3 リン酸」は、分解されて、「アデノシン 1 リン酸」になり、さらに「アデノシン」になります。「アデノシン」は、「イノシン」に変えられるものと、「アデニン」になるものがあります。「アデニン」は、再び「アデノシン 1 リン酸」に合成されます。他のヌクレオチドについても同様です（**図 2-23**）。分解される量が、再利用する量より多いときは尿酸として排泄されます。

　ここに示したのは、プリン塩基の核酸（ATP、GTP など）です。ピリミジン塩基を持った核酸（TTP、CTP）の分解では、サルベージ経路に入ることはなく、TCA 回路に入り、エネルギー産生に利用されます。また、脂肪酸の合成にも利用されます。

* イノシン 1 リン酸：「イノシン 1 リン酸」（IMP）はイノシン酸ともいわれます。イノシン酸は、鰹節や肉類のうま味成分のひとつとして、よく知られています。

```
アデノシン3リン酸（ATP）
        ↓（分解）
←アデノシン1リン酸（AMP）←イノシン1リン酸（IMP）→グアノシン1リン酸（GMP）→     ← 合成の経路
        ↓                    ↓                    ↓                           （図2-21 参照）
     アデノシン  →         イノシン              グアノシン              ← 分解の経路
        ↓                    ↓                    ↓
     アデニン            ヒポキサンチン→キサンチン←グアニン              ← サルベージ経路
                                        ↓
                                       尿酸
```

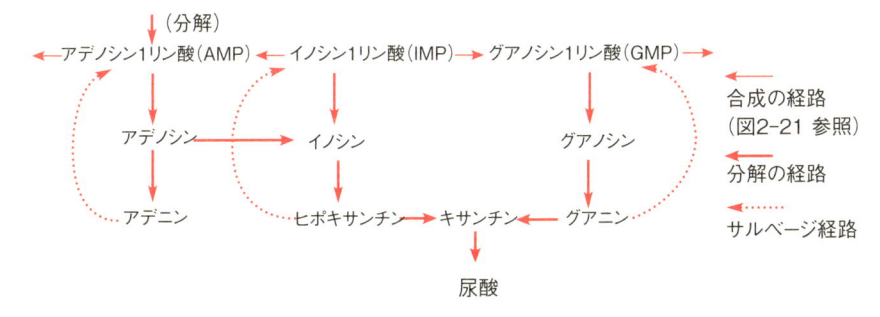

図 2-23 核酸の分解とサルベージ経路

　核酸代謝にも、食餌中に含まれる肉などが消化・吸収されることによる、外因性のプリン塩基、ピリミジン塩基に対する代謝がありますが、これらはすべて肝臓で分解されています。食事の内容が極端に肉食に偏ると、血中の尿酸濃度が増加することになり、痛風をおこす原因になります。

2-6 ビタミン

　三大栄養素のところで述べましたが、三大栄養素は分解され、エネルギー産生や他の物質に合成され、生命の維持に直接関わっています。これらの栄養素の分解や合成には「酵素」が必要ですが、これら酵素の活性（働き）を助けるものが「ビタミン」です。この意味でビタミンは「補酵素」ともいわれます。

　ビタミンが不足すると、様々な疾患（ビタミン欠乏症）が出てきます。これはビタミンを補酵素として利用している代謝系の機能が、働きにくくなることによります。ヒトの場合、ビタミンは13種類が認められています。ヒトにはビタミンを合成する代謝系がないので、食事によって摂取しなければなりません。補酵素としてのビタミンの働きは物質の代謝で述べますが、はじめにビタミンにはどのような種類があり、それぞれが持っている生理作用について、概略を説明します。

　ビタミンは、その化学的性質で大きく2種類に分類されます。「水溶性」と「脂溶性」です。それらの名称と、生理作用を簡単に列挙します。

(1) 水溶性ビタミン

[ビタミン B 群]

ビタミン B_1：（別名　チアミン）
　　生理作用：糖質、脂肪酸の代謝
　　欠乏症：脚気など

ビタミン B_2：（別名　リボフラビン）
　　生理作用：糖質、脂肪、タンパク質の代謝、そのほか体全体の健康の維持
　　欠乏症：口内炎、皮膚炎、成長停止など

ビタミン B_3：（別名　ナイアシン）
　　生理作用：糖質、脂肪、タンパク質の代謝、循環系、神経系の機能の促進
　　欠乏症：皮膚炎、神経症状など

ビタミン B_5：（別名　パントテン酸 CoA（Coenzyme A 補酵素 A）の構成成分）
　　生理作用：酵素の働きを助ける補酵素としての機能
　　　糖代謝、脂肪代謝で重要な働き　詳細は後述
　　欠乏症：成長停止、体重減少など

ビタミン B_6：（別名　ピリドキシンなど）
　　生理作用：赤血球生産促進、Na と K のバランスをとる
　　欠乏症：貧血、神経損傷など

ビタミン B_7：（別名　ビオチン）
　　生理作用：酵素の働きを助ける補酵素としての機能
　　欠乏症：白髪、脱毛、不眠、神経障害など

ビタミン B_9：（別名　葉酸など）
　　生理作用：アミノ酸、核酸の代謝
　　欠乏症：赤血球障害、悪性貧血など

ビタミン B_{12}：（シアノコバラミン、ヒドロキソコバラミン）
　　生理作用：すべての細胞の代謝に関与、DNA 合成、脂肪酸の合成など
　　欠乏症：赤血球障害、悪性貧血など　ビタミン B_9 の欠乏症と似ている

ビタミン C：（別名　アスコルビン酸）
　　生理作用：コラーゲン（タンパク質）の合成
　　欠乏症：壊血病、老化の進行

(2) 脂溶性ビタミン

ビタミン A：（別名：レチノール）

生理作用：網膜内の視細胞に含まれているロドプシンを形成する
　　　欠乏症：夜盲症
　ビタミンD：(エルゴカルシフェロール(ビタミンD_2)、コレカルシフェロール(ビタミンD_3))
　　　生理作用：血液中のCa濃度を高くする
　　　欠乏症：くる病、骨軟化症、骨粗鬆症
　ビタミンE：(別名　トコフェロール)
　　　生理作用：抗酸化物質としての働き、フリーラジカルから細胞を守る
　　　欠乏症：溶血性貧血
　ビタミンK：(別名　フィロキノン(ビタミンK_1)、メナノキノン(ビタミンK_2))
　　　生理作用：血液凝固に必須、動脈硬化の抑制
　　　欠乏症：血液凝固の低下、新生児の脳内出血

　ビタミンは、直接エネルギーを産生する意味では栄養素というものではありませんが、栄養素からエネルギーを作り出す反応に必要不可欠な要素です。上に記述したビタミンの多くは、例えば、ビタミンDのように、いくつかの化合物の総称です。

　ここの記述は、ビタミンの概略です。欠乏症も、摂取する量が極端に少ないと現れるというもので、日常の食生活ではほとんど不足することはなく、欠乏症に陥ることもほとんど無いと考えられています。

　補酵素としてのビタミンの働き方は、多様かつ複雑です。ここでは、酵素の働き方との違いを含めて、一般的な補酵素の働きについて述べます(**図2-24**)。

　基質Aに付いている赤丸は、電子(−)やプロトン(H^+)などの電荷を表しています。この基質Aが、酵素1の活性部位に結合します(**図2-24(a)**)。一方、補酵素も酵素1の別の活性部位に結合します。ここまでは、酵素の反応と大きく変わることはありません(**図2-24(b)**)。

　次に、酵素の働きで、電子(−)やプロトン(H^+)が補酵素に結合します。この結果、基質Aの電子(−)やプロトン(H^+)を失った生成物ができ、これが、さらに次の酵素反応系に進んで行きます(**図2-24(c)**)。一方、電子(−)やプロトン(H^+)を受け取った補酵素も、次の反応系に進みます。先程と同じように、酵素2の活性部位に結合します(**図2-24(d)**)。また基質Bも同時に結合します。ここで補酵素が持っている電子(−)やプロトン(H^+)を、基質Bに受け渡します(**図2-24(e)**)。この結果、基質Bには電子(−)やプロトン(H^+)が結合した、

新しい生成物が生じます（**図 2-24(f)**）。そして、電子（−）やプロトン（H$^+$）を渡した補酵素は、次の反応に使われます（**図 2-24(a)**）。このように補酵素は、電子（−）やプロトン（H$^+$）の受け渡しをすることによって、反応を進めます。また、酵素と同じように、自分自身は変化を受けないので、リサイクルされ、反応が連鎖していることがわかります。

　補酵素の代表的なものは、TCA 回路などにある「アセチル CoA」です。アセチル CoA は、「アセチルコエンザイム A」といいます。コエンザイムは補酵素のことです。アセチル CoA は、文字通り補酵素で、TCA 回路のなどのエネルギー産生の入り口とも言える物質です（第 5 章参照）。

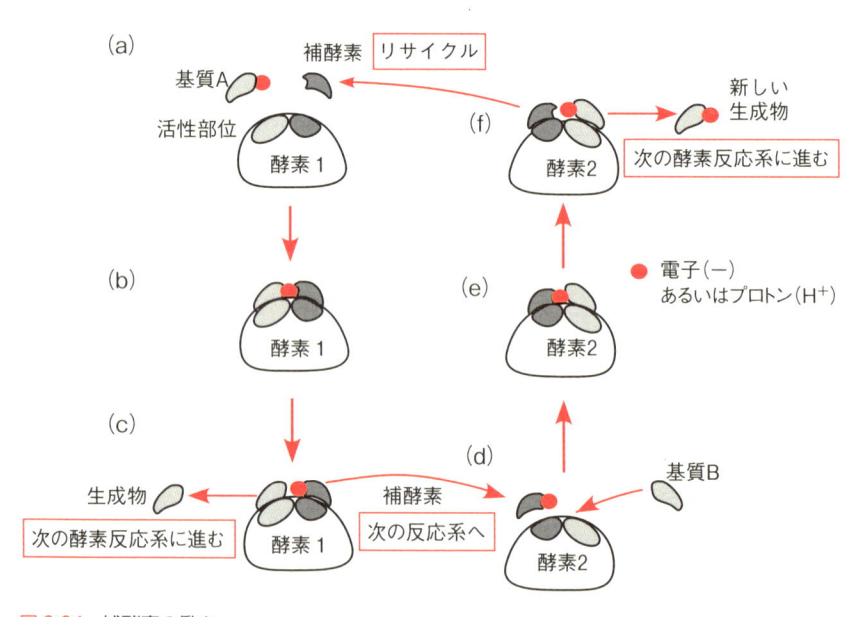

図 2-24　補酵素の働き

2-7　ミネラル

　ミネラルとは、無機質のことで、生体の構成成分である酸素、炭素、水素、窒素を除いた、すべての元素がミネラルにあたります。全体重に対する割合は 4% たらずですが、他の元素と同じように重要な働きを担っています。

　ヒトにとって必須のミネラルは 16 種類といわれています。カルシウム、リン、

カリウム、イオウ、ナトリウム、塩素、マグネシウムなどが主要なミネラルで、「マクロミネラル」ともいわれています。

これに対して鉄、亜鉛、セレン、マンガン、銅、ヨウ素、モリブデン、コバルト、クロムは非常に微量なミネラルで、「ミクロミネラル」といわれます。

このほかに、スズ、ニッケル、バナジウム、リチウムなども必要なミネラルであることもわかってきています。

当然のことですがミネラルは、動物、植物が自ら作り出すことはできません。すべて、水や土の中に存在しているものですから、動物、植物は水や土壌から摂取しています。ヒトはそれらを摂取した動植物を摂食し、ミネラルを摂取するわけです。

ミネラルの働きは、一般的に述べると以下のようになります。

- 生体組織の構成成分……骨や歯、赤血球など
- 体液の恒常性の維持……pHや浸透圧の調節、維持
- 酵素の働きを補助する……酵素の働きには無機質が必要不可欠であるものが多い
- 神経、筋肉、心臓の興奮生の調節……静止電位、活動電位の発生
- 生理活性物質の構成成分……タンパク質の立体構造の維持など

量的にはきわめて微量なものですが、生命活動にとって欠かせないものです。ここではすべてのミネラルの働きを述べることはできませんが、代謝の経路で出てきますので、そこで改めて述べます。

代謝に関してもう一つ大きな役割を持っているものに、「ホルモン」がありますが、ホルモンもすべてを記述することは難しいので、代謝の経路で出てくるホルモンについては、そこで述べることにします。

第3章
代謝の概観

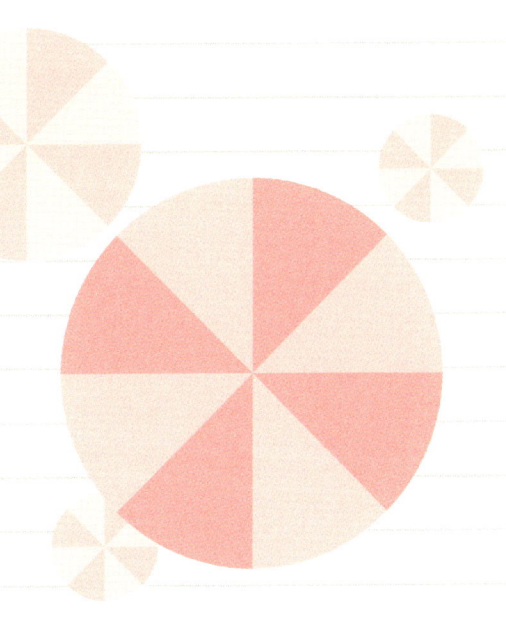

3 代謝の概観

　代謝の最も大きなテーマは、生体で利用されるエネルギーを産生することです。一般的に言えば、栄養素を分解しエネルギーを作り出し、それによって様々な運動を行い、熱を産生し、さらには身体の「恒常性」を維持し、生命活動を維持しています。

　一つ一つの代謝経路は、生化学的に見れば同じようなことの繰り返しのようにみえますが、身体の組織（臓器と言っても良いでしょう）により、代謝の形はそれぞれ特徴のあるものとなっています。

　例えば、神経細胞でできている脳と、骨格筋とでは、その機能も全く異なるように、代謝も異なっています。この章ではいくつかの組織を挙げ、その組織に特徴的な代謝について概観します。

3-1 代謝の全体像

（1）筋肉

　筋は、エネルギーを消費し、筋細胞の収縮により様々な運動を行っています。そして、筋収縮の主なエネルギー源は、「ATP」（アデノシン３リン酸）です。これは随意筋の運動だけではなく、心臓や消化器官のような不随意筋も同じです。収縮によって、エネルギー源である ATP は消費されていきます。

　ATP は補充される必要がありますが、補充の仕組みはそれぞれの筋で異なっています。詳細はエネルギー代謝の項で述べますが、例えば、構造上、横紋筋に分類される骨格筋と心筋を比べてみます。骨格筋では、「グルコース」と「脂肪酸」を ATP 産生のエネルギー源として利用しますが、両方が存在する場合は、ブドウ糖を優先して利用します。

　一方、心筋では、グルコースよりもエネルギーをより多く取り出せる「脂肪酸」（とくに長鎖脂肪酸　第２章参照）が利用されています。

（2）脳

　脳の血管には、「血液脳関門」といわれる構造があり、血中のタンパク質やその他の物質が脳（神経細胞）に侵入できないようにしています。大事に守られている組織であるといえます。ただ、グルコースだけは、この関門を通過できます。したがって、脳は、通常はグルコースだけをエネルギー源にしている大変に贅沢

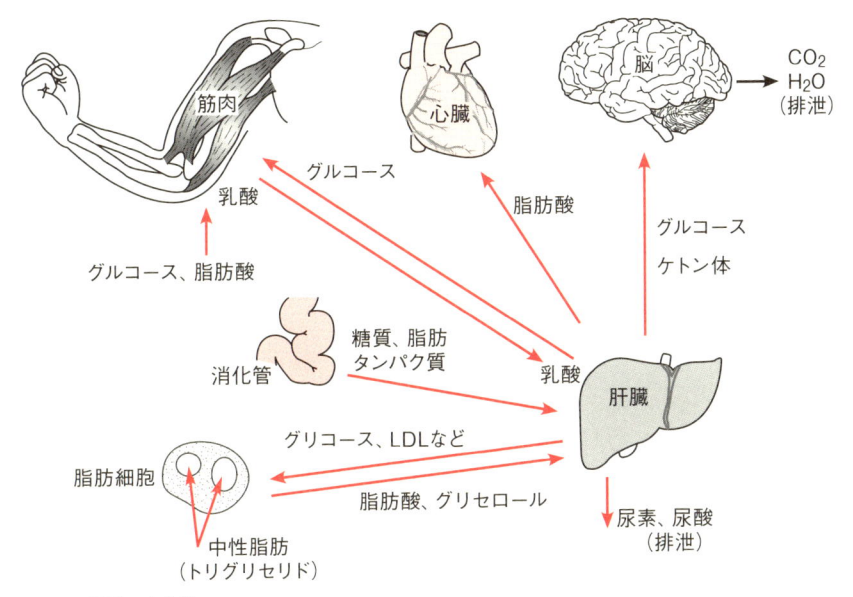

図 3-1　代謝の全体像

な臓器です。血液脳関門の働きによって、脳は恒常性を極めて厳密に維持することができているのです。

　絶食や激しい運動などでグルコースが枯渇するような場合は、血液脳関門を通過できる「ケトン体」（アセト酢酸）が細胞に入り、神経細胞内の TCA 回路でエネルギー産生に利用されます。脳の神経細胞自身がエネルギー源を貯蔵することはできません。

(3) 肝臓

　肝臓は、代謝に関するすべてのことを行っている臓器といえます。糖質、タンパク質、脂肪の代謝、チッ素の代謝（有害なアンモニアを尿素に変換）のような解毒作用を行っています。

　また、「グリコーゲン」を合成・貯蔵し、必要に応じて分解し、「グルコース」として血中に供給しています。この量を調節することで、血糖量を調節しています。膵臓から分泌されているホルモンの一つ「グルカゴン」*は肝臓に作用して、**糖新生**を促進し血糖量を増加させています。

* グルカゴン：肝臓のグリコーゲンを分解し、血中の糖分を上昇させる。インシュリンと逆の作用をするホルモン。

(4) 脂肪細胞

　細胞質内に「脂肪滴」を持っている細胞です。したがって、この細胞は「中性脂肪」(トリグリセリド) を貯蔵しています。また、グルコースから脂肪酸の合成も行っています。

　以上、代謝において重要な働きをしている臓器 (細胞) における代謝について概観してきました。次に　細胞のレベルで行われている代謝の流れを見ていきましょう。

3-2 細胞における代謝の経路の概観

　臓器は、その臓器に応じた異なる代謝経路がありますが、細胞のレベルで見ると、代謝の経路は基本的に同じものがあります。

　ここでは細胞レベルで行われている、いろいろな物質の代謝経路を概観します。ここに示した細胞は、いわゆる「教科書細胞」という種類の細胞で、生体内にこの経路がすべて存在する細胞があるわけではありません (図 3-2)。

　それぞれの詳細は、後述するのでここでは全体像をつかんでください。

　各番号は図 3-2 中の番号に対応しています。

(1) 糖質の分解と吸収 (①②③④)

解糖系①

　糖質は「炭水化物」と言われるように、「炭素」、「水素」、「酸素」からな成る有機化合物です。六炭糖である「グルコース」が「ピルビン酸2分子」になる反応を「解糖」といい、この反応系を「解糖系」といいます (図 3-2 ①)。

　ほとんどすべての生物が持っている代謝系で、もっとも原始的な代謝系ということができます。反応には酸素が不必要で、無酸素状態で起きることから、「嫌気的呼吸」ともいわれます。酸素が十分な状態 (「好気的呼吸」) では、ピルビン酸はミトコンドリアに入り「アセチル CoA」(アセチルコエンザイム A：補酵素の一つ) となって③の TCA 回路へ進みます。

糖新生②

　生体の血糖値が低下したときにグルコースを合成し、他の臓器に提供する過程を「糖新生」といいます。多くは肝臓や腎臓で行われています。

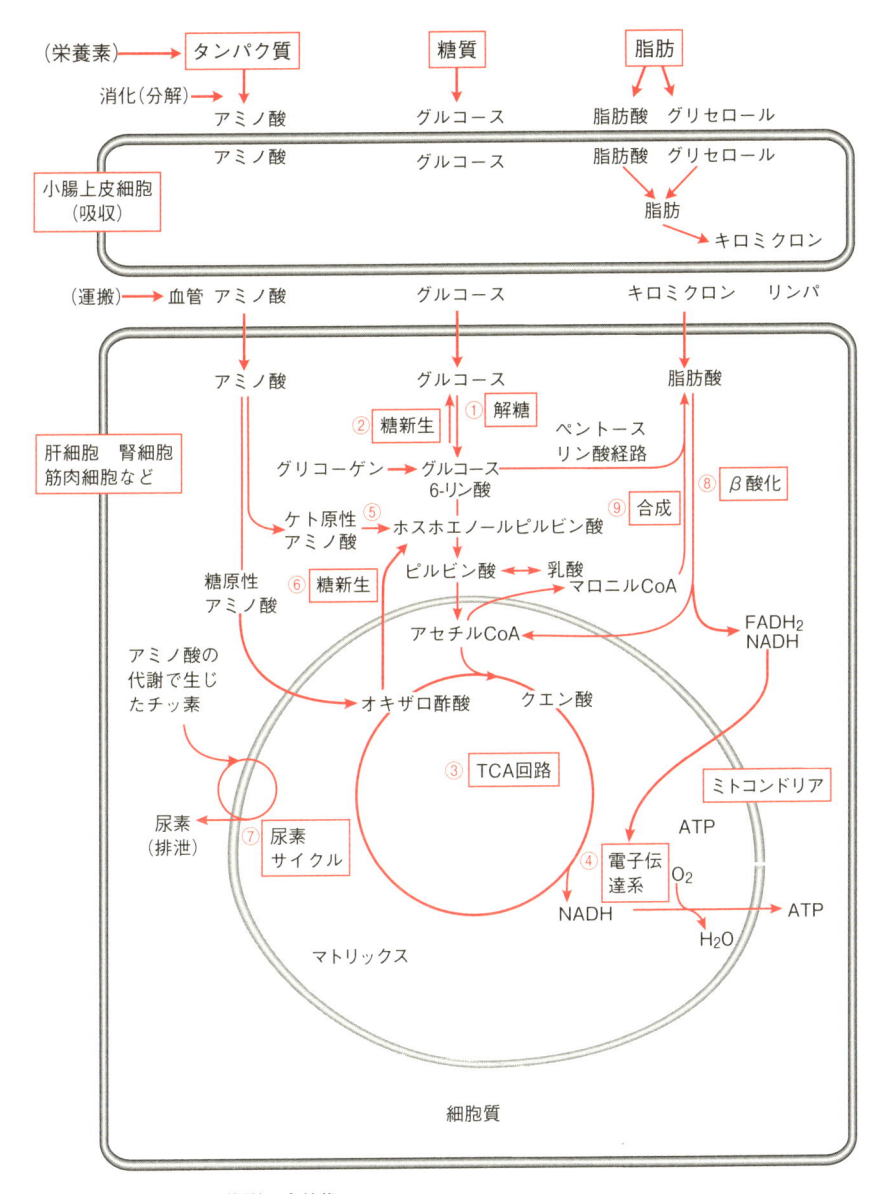

図 3-2　細胞における代謝の全体像

TCA回路 ③

「TCA回路」(tricarboxylic acid cycle) は、「TCAサイクル」、「クエン酸回路」、あるいは発見者の名前から「クレブス回路」ともよばれています。ミトコンドリア

内に存在する代謝系で、好気的代謝、つまり酸素を消費する代謝で、エネルギー産生で最も重要な反応系です。

酸素呼吸を行う生物全般に見られるもので、効率よくATPを産生することができる仕組みです。糖質に限らず、脂肪もタンパク質も最終的に「アセチルCoA」に変えられて、TCA回路に入ります。

このTCA回路では、「アセチルCoA」と「オキザロ酢酸」から「クエン酸」が作られ、この後、7個の中間産物を経て、再び「オキザロ酢酸」に戻り、同じ反応を繰り返します。

この過程で、補酵素「NADH」（ニコチンアミドアデニンジヌクレオチド）が作られます。「NADH」は、生体の酸化還元反応の多くに関与している補酵素で、好気的呼吸の中心的な働きをしています。ATPを産生するための重要な物質です。

電子伝達系（呼吸鎖）④

詳細は後述しますが、TCA回路で作られた補酵素「NADH」を使い、酸素を消費して能率良くATPを産生する経路です。この一連のつながりを「電子伝達系」あるいは「呼吸鎖」といいます（図3-2 ④）。

生体のエネルギー源であるATPは、「電子伝達系」によって、大量に産生されています。

(2) タンパク質の分解と吸収（⑤⑥⑦）

タンパク質は、消化器官で消化されアミノ酸に分解されます。アミノ酸のうちの一部、「ケト原性アミノ酸」*は、ピルビン酸に変わり、糖質と同じように「アセチルCoA」となり、前述の「TCA回路」に組み込まれます（図3-2 ⑤）。

アミノ酸のうち、「糖原性アミノ酸」*といわれるアミノ酸は、「オキザロ酢酸」に換えられ、解糖系と逆の順番で進行していき、最終的にグルコースになります（図3-2 ⑥②）。これを「糖新生」といいます。

この図では概略だけを示しています。詳細はアミノ酸の代謝の項などで扱います。

アミノ酸には、糖質、脂肪にはなかった、身体に有害な「チッ素」（N）が含まれています。代謝によって生じたチッ素は、グルタミンやアラニンに取り込まれてから、肝臓に運ばれ、「尿素サイクル」により尿素に変換され、腎臓から尿中に排泄されます（図3-2 ⑦）。

* ケト原性アミノ酸：アセチルCoAとなり、脂肪酸やケトン体の合成に使われるアミノ酸をいう。ケト原性アミノ酸にはロイシンとリシンがあり、ケト原性アミノ酸と糖原性アミノ酸の両方の性質をもつものに、イソロイシン、チロシン、フェニルアラニン、トリプトファンがある。

* 糖原性アミノ酸：糖新生によりグルコースの合成に使われるアミノ酸をいう。ケト原性アミノ酸以外のアミノ酸のことで、アラニン、アスパラギン酸、メチオニン、スレオニン、バリン、グルタミン酸などがある。

(3) 脂肪の分解と吸収（⑧⑨）

脂肪は、他の栄養素と異なり水には溶解しません。不溶性であることで脂肪の分解・吸収は、他の栄養素に比べると複雑です。

脂肪は、「グリセロール」と「脂肪酸」に分解され、両者とも小腸の上皮細胞から吸収されます。吸収された後、再び脂肪に合成され、さらに「キロミクロン」（カイロミクロンともいわれます）となり、水となじむ形に変えられて、リンパ管から静脈に入り、肝細胞、筋細胞、脂肪細胞などに運ばれます。

β酸化⑧

肝臓などの細胞では、運ばれてきた中性脂肪は、脂肪酸に変えられミトコンドリアに運ばれます。

ここで脂肪酸の長い炭素の鎖が（図 2-8 参照）分解されます。この分解は、炭素数が 2 個ずつ減る「β酸化」といわれます。例えば、16 個の炭素鎖を持った脂肪酸は 8 回 β酸化を繰り返し受けることになります。1 回の「β酸化」を受けるごとに、「アセチル CoA」、「NADH」、「$FADH_2$」が 1 分子ずつ作られます。「アセチル CoA」は、TCA 回路に組み込まれて、ここでも「NADH」が生成されます。「β酸化」で生成された NADH、$FADH_2$ は、共にミトコンドリア内の電子伝達系で利用され、多くの ATP を産生します。

脂肪酸の生合成⑨

栄養状態が良好な時には、肝臓や脂肪細胞でグルコースから脂肪酸が合成され、エネルギー源となる脂肪酸として蓄えられます。空腹時には、その脂肪酸は分解されて、肝臓での糖新生に利用されたり、筋細胞での ATP 産生に利用されます。

図 3-2 は、細胞における代謝の全体を見るために示した図です。すべての代謝系が描かれているわけではありません。代謝系の詳細については、各項で述べます。

ここまで代謝の概略を見てきました。次に、生体反応を起こす最も初期の段階、すなわち摂食したものが、どのように分化され吸収されていくのかを述べます。

第4章
消化と吸収

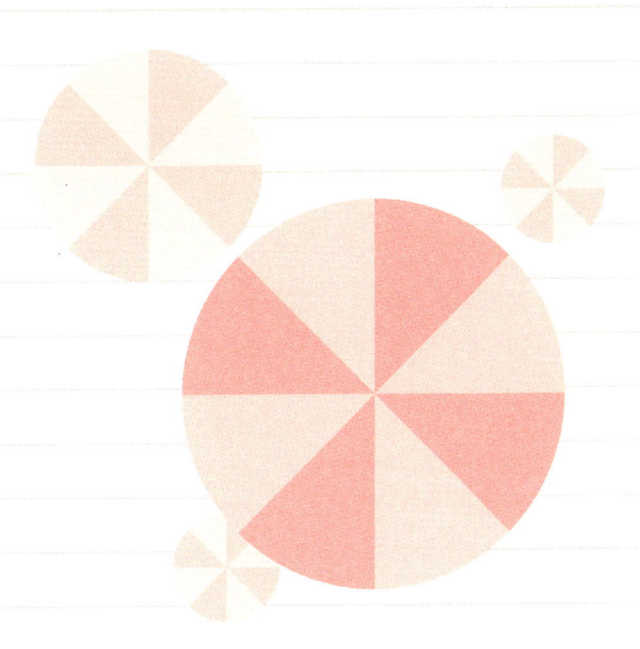

4 消化と吸収

　第2章で、三大栄養素の化学的な構造や性質を見てきました。この章では、ヒトが生きていくうえで口にしている食物が、三大栄養素になる過程、つまり、食物の消化と吸収について述べます。三大栄養素となる食物（図 2-1 参照）は、口から摂取されますが、そのままの形で体内に取り入れることはできません。体内に吸収可能な形に分解する必要があります。これが「消化」です。そして、消化された食物は、腸から吸収されていきます。吸収されるように分解するものは、「消化酵素」です。消化酵素によって食物は、その構成単位まで分解されます。
　糖質、タンパク質、脂肪が、どのように消化されるのか順にみていきましょう。

4-1 消化器系の構造と働き

　消化器系は、口腔から始まり肛門までの食物の分解と吸収に関与する器官ですが、代謝という観点で、本書では胃、小腸（十二指腸、空腸、回腸）、および消化腺について述べます（図 4-1）。
　はじめに、各消化器官における消化の概略（酵素の働き）を見ましょう（表 4-1）。

(1) 口腔
・[酵素]：「唾液アミラーゼ」（「α-アミラーゼ」または「プチアリン」）

　口腔で食物を咀嚼し、唾液腺に含まれる「唾液アミラーゼ」により、デンプンやグリコーゲンを単糖類であるグルコースや二糖類のマルトース（グルコース2分子が結合したもの）、およびオリゴ糖（単糖類がいくつか結合したもの）に分解します。消化作用は膵液ほど大きくはありません。
　唾液の中には、さらに脂肪の分解酵素「リパーゼ」も含まれていますが、こちらも消化作用は大きくはありません。

(2) 胃
・[酵素]：「ペプシン」

　胃液に含まれている消化酵素は、「ペプシン」です。ペプシンは、タンパク質を

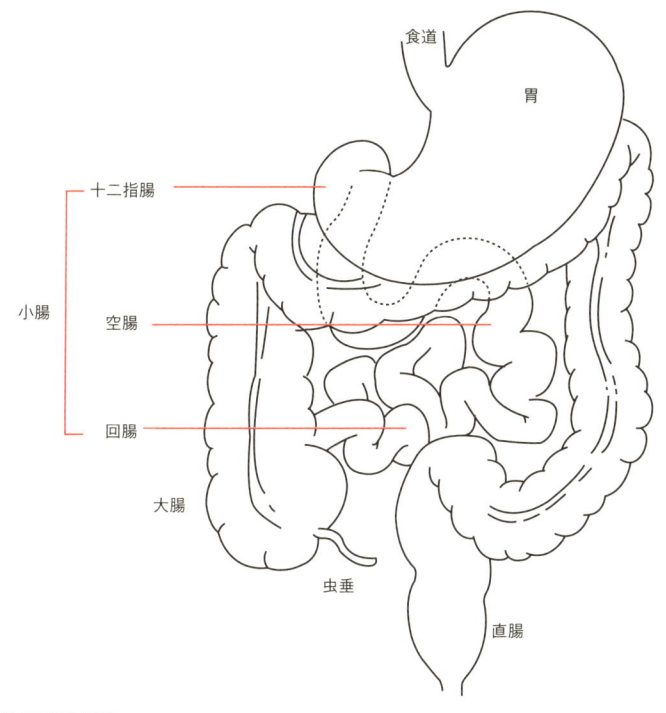

図 4-1　消化器系の概略

表 4-1　各消化器官に含まれる酵素とその作用　（概略）

器官	分泌腺	酵素名	基質	産物
口腔	唾液腺	唾液アミラーゼ（プチアリン）	デンプン、グリコーゲン	グルコース　マルトース　など
胃	胃底腺	ペプシン	タンパク質	ペプトン（ポリペプチド　など）
膵臓	膵臓	膵アミラーゼ（アミロプシン）	デンプン	マルトース
		トリプシン	ペプトン*	さらに小さなペプトン
		キモトリプシン	ペプトン	さらに小さなペプトン
		膵リパーゼ（ステアプシン）	脂肪	脂肪酸　グリセロール
		ヌクレアーゼ	核酸	ヌクレオチド
空腸	空腸	エレプシン	オリゴペプチド	アミノ酸
		リパーゼ	脂肪	脂肪酸　グリセロール
		ヌクレアーゼ	核酸	ヌクレオチド

＊　ペプトン：胃でペプシンによりタンパク質が分解されたもので、ポリペプチドやペプチドなどの混合物のこと。

「ペプトン」に分解します。ペプトンとは、「オリゴペプチド」あるいは「ポリペプチド」のことです。いくつかのアミノ酸分子が結合したもので、アミノ酸までは分解されていない状態のものです。ペプシンの至適pHは、1〜1.5と、強い酸性の環境で働きます。胃酸はこの強酸性を維持するために分泌されています。

(3) 膵臓

膵液を生成、分泌する器官です。膵液には、三大栄養素のすべてを消化できる酵素が含まれています。

- [酵素]:「膵アミラーゼ」(アミロプシン)

  デンプンを二糖類のマルトースに分解します。マルトース(二糖類)をグルコース(単糖類)に分解する酵素はマルターゼという酵素ですが、これは膵液ではなく小腸壁にあります。

- [酵素]:「トリプシン」、「キモトリプシン」

  胃で分解されたタンパク質(ペプトン)をさらに細かく分解します。これらの酵素は、タンパク質のペプチド結合をカルボキシル基(-COOH)側から分解していくので、「カルボキシラーゼ」といわれます。

- [酵素]:「膵リパーゼ」(ステアプシン)

  脂肪の分解酵素で、脂肪を脂肪酸とグリセリンに分解します。この酵素の働きには胆汁が必要です。

- [酵素]:「ヌクレアーゼ」

  核酸を分解する酵素です。

(4) 腸液

空腸で分泌されるアルカリ性の消化液で、これまで、いくつかの段階で消化されてきて、残っているものを消化する働きをしています。アルカリ性の消化液は、胃酸の酸性を中和し、これ以降の消化管で分泌される消化酵素が作用するpH、つまり至適pH(7〜8)にしています。

- [酵素]:「エレプシン」

  すでに分解され小さくなったタンパク質、オリゴペプチドなどを消化して最終的にアミノ酸にまで分解します。

- [酵素]:「リパーゼ」

  脂肪を、脂肪酸とグリセリンに分解します。

- [**酵素**]：「ヌクレアーゼ」

  核酸を分解する酵素です。

以上が、消化器官から分泌されている消化液（消化酵素）の働きの概略です。

この他に、消化液ではありませんが、小腸の上皮細胞の「微絨毛」（細胞膜）には、二糖類を単糖類に分解する酵素もあります。詳細は以下の項（4-3 小腸の構造）で扱います。

消化の概略を述べましたので、次に三大栄養素の消化と吸収が行われている消化器官を詳細に見ていきましょう。

4-2 胃における消化

胃には、糖質を消化する酵素はありません。タンパク質と脂肪の消化酵素だけです。

(1) タンパク質の消化

胃は図4-2に示すような形をしています。外側は3層の筋でできています。内

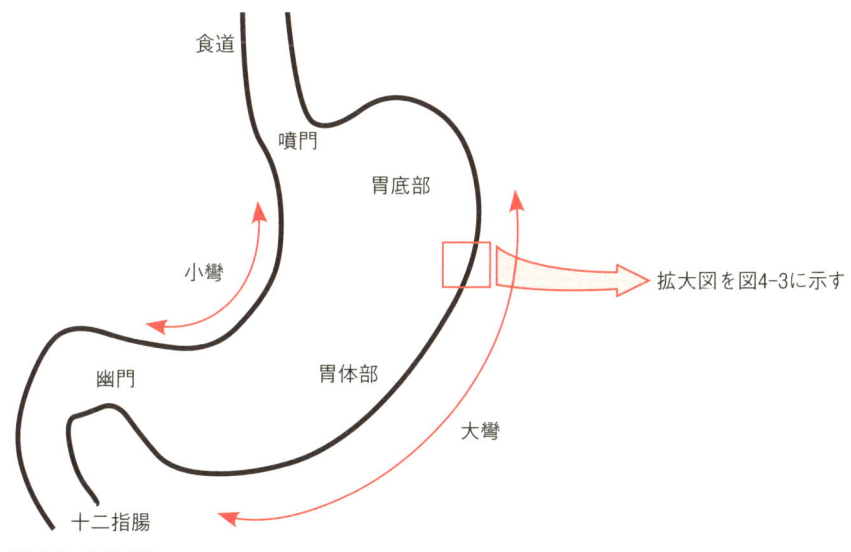

図 4-2　胃の構造

胃内腔側

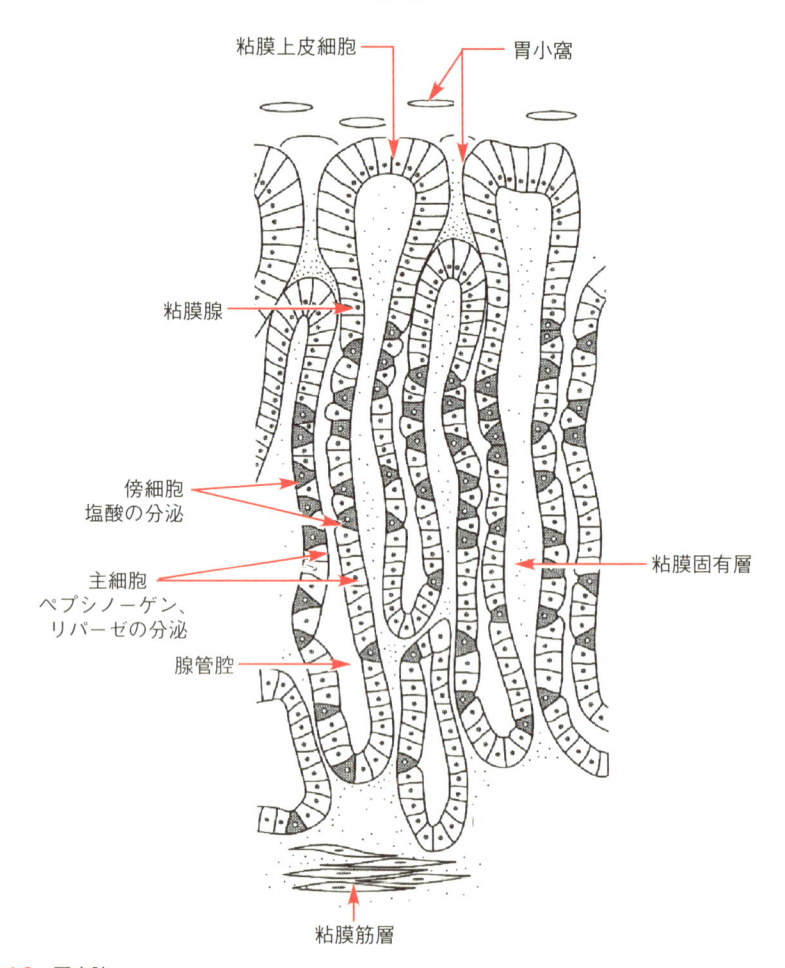

粘膜上皮細胞
胃小窩
粘膜腺
傍細胞
塩酸の分泌
主細胞
ペプシノーゲン、
リパーゼの分泌
腺管腔
粘膜固有層
粘膜筋層

図 4-3　胃底腺

側部分が「胃粘膜」とよばれる部位で、なめらかで、ゆるやかなひだ状になっています。

「胃底部」（胃の噴門部に近い部位）と、「胃体部」には、胃液を分泌する「胃底腺」があります（図 4-3）。胃液は、「胃小窩」という胃内腔に開口している小孔から分泌されています。胃底腺にある細胞で分泌に関与している細胞は、「主細胞」と「傍細胞」の2種類の細胞です。主細胞は、消化酵素のペプシンの「前駆物質」である「ペプシノーゲン」を分泌しています。

前駆物質とは、ある物質が生成される前段階の物質のことです。分泌された段階では、まだ酵素としての機能は持っていません。「ペプシノーゲン」は主細胞で分泌された後、傍細胞で分泌されている塩酸を含んだ胃液によって構造変化を起こし、「ペプシン」に変わります。胃の中はpH＝1〜1.5という強い酸性になっています。ペプシンの至適pHは1.5前後です。つまり、強酸性の胃液の中で最も酵素活性が上がるということになります。

ペプシンは、タンパク質をさまざまな長さの「ポリペプチド」や「オリゴペプチド」に加水分解していきますが、最小単位であるアミノ酸にまでは分解しません。ある程度消化が進んだ食塊は、十二指腸に移送されます。

(2) 脂肪の消化

脂肪を分解する酵素は「リパーゼ」という酵素です。これも胃底腺の主細胞から分泌されています。すでに述べましたが、脂肪は、「脂肪酸」と「グリセリン」の結合したものです（図2-7参照）。また、脂肪酸は水に不溶です。したがって、糖質やタンパク質のように単純に分解されたものが、細胞膜を透過して細胞内に吸収されるわけではありません。複雑な過程を経て、吸収されるようになります。胃液に含まれるリパーゼは、消化酵素としての働きは強いものではありません。脂肪の消化は、主に十二指腸（小腸）で行われます。

4-3 小腸の構造

「糖質」、「タンパク質」、「脂肪」は、すべて酵素により吸収できる大きさの分子に分解（消化）され、すべて小腸で吸収されます。小腸は、解剖学的にいうと、「十二指腸」、「空腸」、「回腸」の3つの部分に分けられていますが、これらを総称して小腸とよんでいます（図4-1）。

小腸は、消化・吸収の大半を担う器官ですから、この目的に合った特徴的な構造をしています。食塊が通過する腸管内腔側には、「輪状ひだ」とよばれるひだ状の構造があります（図4-4(a)）。この構造によって、食塊と接触する腸管内腔の面積は大きくなっています。輪状ひだは、絨毛という構造でできています。絨毛の中には血管（動脈、静脈）、リンパ管、神経が走行しています（図4-4(c)）。血管やリンパ管は、吸収した物質を運搬しています。絨毛の管腔側の細胞（すなわち食塊と接触する側）を「粘膜上皮細胞」といいます（図4-4(d)）。この細胞の

(a) 腸管腔の輪状ヒダ

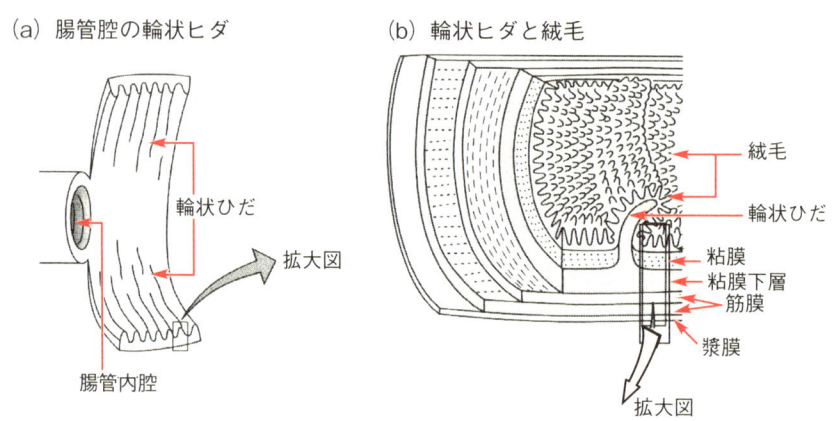

輪状ひだ
拡大図
腸管内腔

(b) 輪状ヒダと絨毛

絨毛
輪状ひだ
粘膜
粘膜下層
筋膜
漿膜
拡大図

(c) 絨毛の微細構造　絨毛内の血管とリンパ管、絨毛と微絨毛

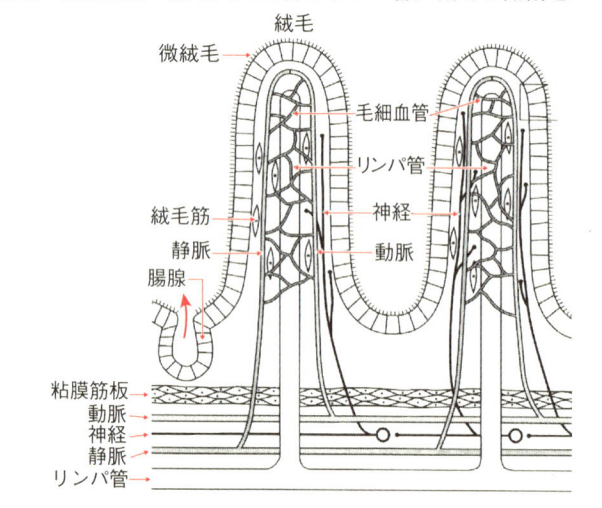

絨毛
微絨毛
毛細血管
リンパ管
絨毛筋
神経
静脈
動脈
腸腺
粘膜筋板
動脈
神経
静脈
リンパ管

(d) 粘膜上皮細胞（絨毛を作っている細胞）と微絨毛の微細構造

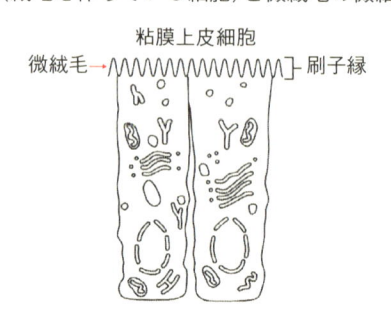

粘膜上皮細胞
微絨毛　刷子縁

図 4-4　小腸の微細構造

管腔側には、細胞膜が非常に細い毛のように伸びた突起状の構造があり、「微絨毛」とよばれています（図 4-4(c)、(d)）。微絨毛といっても、細胞の表面に細い毛があるわけではなく、細胞膜が毛のように伸びているものです。それぞれの微絨毛は、非常に細いもので、電子顕微鏡でなければ観察できませんが、密に存在しているので、通常の光学顕微鏡では細胞の刷子（ブラシ）の縁取りのように見えます。そのため、ここを「刷子縁」といいます（図 4-4(d)）。

絨毛の腸管腔側には、このような微細な構造があるおかげで、細胞の表面積はさらに増加することになるわけです。例えば、同じ長さの平らなビニール管と比べると、小腸の表面積は約 600 倍になるといわれています。このようにして食塊と接触する面積を広げて、物質の吸収を促進しています。

また、微絨毛は、ただ表面積を増やしているだけではありません。微絨毛は細胞膜ですから、膜内には多くの「膜タンパク質」が存在しています。膜タンパク質というのは、膜の中に組み込まれているさまざまなタンパク質で、例えば消化酵素であったり、物質を輸送するタンパク質であったりします。これについては、次章の消化・吸収で詳しく説明します。このような構造のおかげで、食塊の中の成分を効率よく消化し、吸収することができます。なお、細胞膜の構造については図 4-8、4-9 を参照してください。

4-4 膵臓、胆嚢、肝臓

小腸は食物の消化と吸収を行ううえで、もっとも大きな働きをしています。小腸で働いている消化酵素は、膵臓で産生されています（表 4-1 参照）。

膵臓は、肝臓の下側にある細長い臓器で（図 4-5）、内部にはランゲルハンス島（膵島）と、それを取り囲むように腺房という構造があります（図 4-6）。

「ランゲルハンス島」は、内分泌器官としてホルモンを分泌しています。ここでは内分泌については詳細には述べませんが、簡単に記載しておきます。

ランゲルハンス島の「α 細胞」（A 細胞ともいいます）は、「グルカゴン」という血糖量を上昇させるホルモンを、同じく「β 細胞」（B 細胞ともいいます）は、「インスリン」という血糖量を下降させるホルモンを産生、分泌します。さらに「δ 細胞」（D 細胞ともいいます）では、「ソマトスタチン」という脳下垂体からの成長ホルモンの分泌を抑制するホルモンが産生、分泌されています（図 4-6）。

これらの内分泌腺を取り囲むように「腺房」という細胞群があります。これら

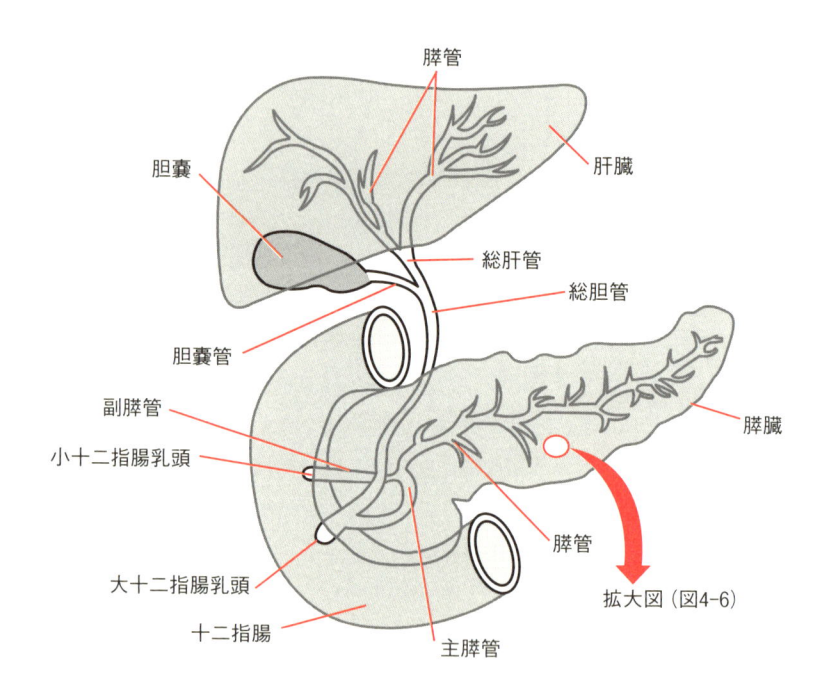

注：それぞれの臓器の大きさは1対1の関係ではありません

図 4-5　膵臓、胆嚢、肝臓の関係

の腺細胞は、消化器官に消化酵素を分泌するということで外分泌腺といわれます。消化管は生体外になります。

　膵臓は、内分泌器官であると同時に外分泌器官でもあります。ただ、その割合は外分泌（腺房）が90％以上を占めています。一つの腺房は10個ほどの消化酵素を分泌する腺細胞からできていて、中央に腺房腔があります。分泌された消化酵素は、ここに集められて導管に至り、さらに多くの導管が集合して膵管になります。膵管はさらに集合し主膵管となり、肝臓から出てくる総胆管と一緒になり、十二指腸に開口します（図 4-5、4-6）。

(1)　糖質の消化と吸収

　食物としてヒトが摂取する糖質は、デンプンが大部分です。最近では健康上の問題から、食物繊維の摂取の必要性がいわれていますが、従来は食物繊維の大半を占めるセルロース（その他にペクチン、グルコマンナンなどもあります）は、ヒトの消化酵素では消化されず役に立たないものとされてきました。しかし、大

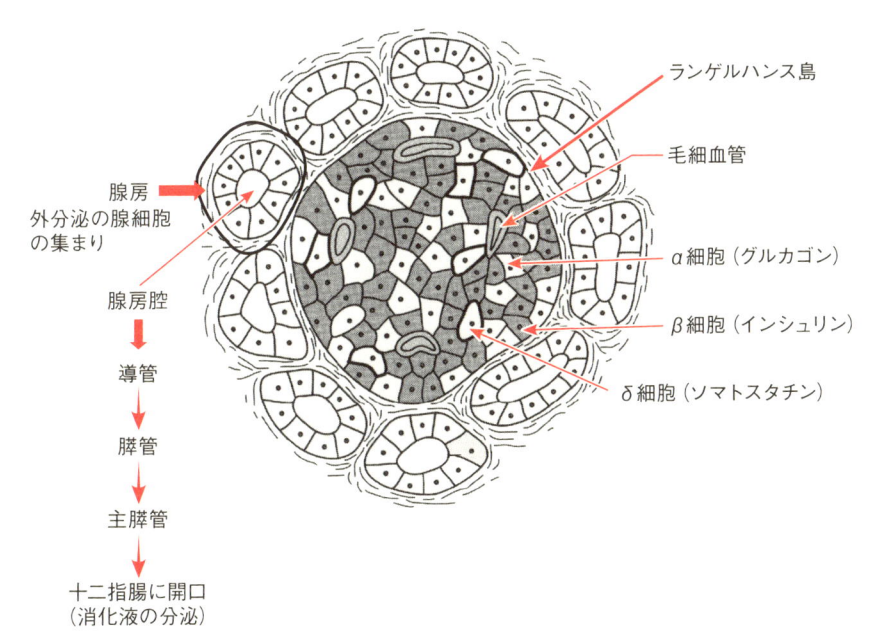

図中ラベル:
- 腺房 外分泌の腺細胞の集まり
- 腺房腔
- 導管
- 膵管
- 主膵管
- 十二指腸に開口（消化液の分泌）
- ランゲルハンス島
- 毛細血管
- α細胞（グルカゴン）
- β細胞（インスリン）
- δ細胞（ソマトスタチン）

図 4-6　膵臓の微細構造

腸内の腸内細菌の発酵分解によって、ある程度のエネルギー産生に関わっていることが示されてきています。食物繊維は必要であるとは言われていますが、「栄養素」の定義からははずれているので、ここでは栄養素には含めていません。

　すでに述べたように、デンプンはその構造によって、「アミロース」と「アミロペクチン」に分けられます。どちらも単糖類の一つである「グルコース」がグリコシド結合によってつながったものです。2種のデンプンの違いは、アミロースが直鎖状の分子構造で分子量も比較的小さく、これに対してアミロペクチンは枝分かれが多く、分子量が比較的大きいものです（図 2-6 参照）。

　食物として摂取されたデンプンは、口腔で唾液中の「唾液アミラーゼ」（「α-アミラーゼ」、「プチアリン」ともいいます）によって、「グルコース」、「マルトース」（麦芽糖＝グルコース2分子）および「デキストリン」に分解されます。

　デキストリンとは、「オリゴ糖」といわれるもので、グルコースが3個以上つながったものです。結合している数は少ないですが、多糖類に分類されます。つまり、デンプンとマルトースの中間にあたるものです。

　糖質の分解の仕組みは、糖のグリコシド結合を加水分解して行われます（図 4-7）。唾液に含まれている「唾液アミラーゼ」は、グリコシド結合をランダムに

4 消化と吸収

α-グルコース2分子のグリコシド結合（マルトース）

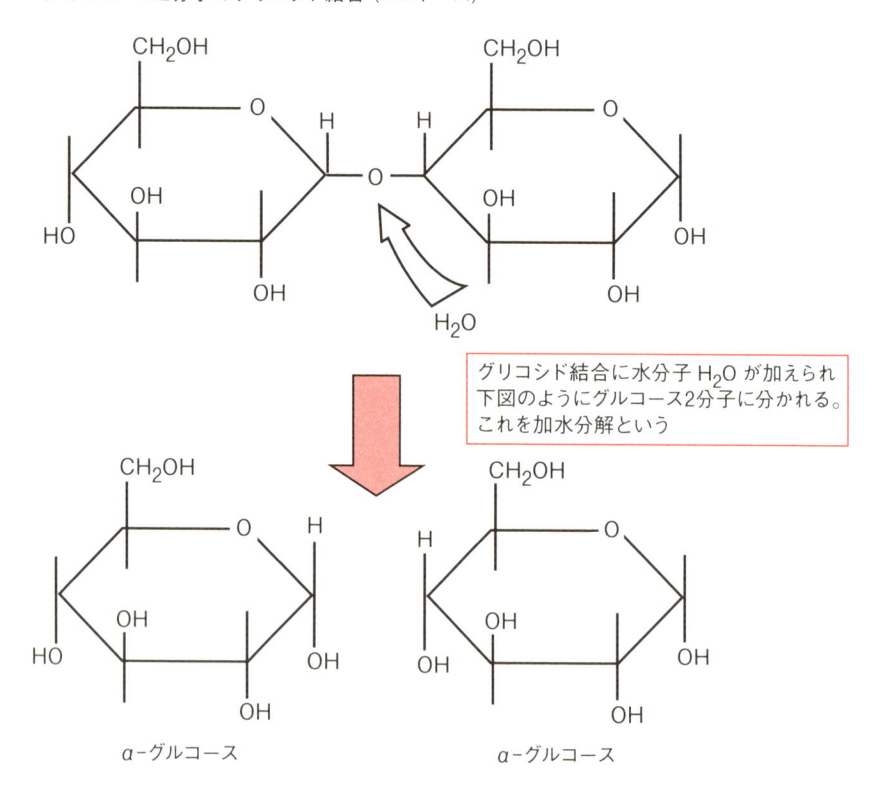

グリコシド結合に水分子 H_2O が加えられ下図のようにグルコース2分子に分かれる。これを加水分解という

α-グルコース　　　α-グルコース

この図ではグルコース2分子しか示していませんが、加水分解は水分子を加えてグリコシド結合を切断するものですから、グルコースがいくつあっても同じように切断していきます

図 4-7　グリコシド結合の加水分解

切断していくので、この段階で、デンプンがすべてグルコースになるわけではありません。また、唾液アミラーゼの消化酵素としての働きはそれほど強くなく、唾液によって食塊をよく混和して食道から胃へ移送しやすくするのが主な働きです。胃には、デンプンやマルトースなど糖質を分解する酵素はありません。

　次の小腸に送られ、ここで膵臓から分泌されている、「膵アミラーゼ」（アミロプシン）によって「マルトース」に分解されます。マルトースは、小腸において腸液に含まれる「α-グルコシダーゼ」により、最終的にグルコース2分子に分解されます。ここでやっと小腸で吸収される形になるわけです。

　次に糖質の吸収の仕組みです。腸管内腔には分解されたグルコースなどがたく

さんあります。しかし、これらは自然に小腸上皮細胞に吸収されるわけではありません。

(2) 細胞膜と物質の吸収

　物質の吸収のしくみを知るために、「細胞膜」を介する物質の移動について述べます。そのために、ここで「細胞膜」の構造や「膜タンパク質」の構造や働きを簡単に述べておきます。

　細胞膜は、細胞を形成している薄い膜です。厚さは約7nm（nm：ナノメートルと読みます。1nm＝100万分の1mm）という非常に薄いものです。シャボン玉の厚さより薄いくらいです。

　細胞膜は、「リン脂質」という脂質でできています。「脂質」は、脂肪と考えて良いのですが、「細胞膜」の場合は「脂質」という言葉を使いますので、ここでは「脂肪」ではなく「脂質」を用います。「脂質」は、すでに述べましたように、「グリセロール」に「脂肪酸」が3分子結合したものです。3分子の脂肪酸のうちの一つが、「リン酸」に置き換わったものを「リン脂質」といいます（図 4-8(1)）。細胞膜は、リン脂質からできています。

　グリセロールとリン酸は、水になじみます。これを「親水性」といい、親水性のある基を「極性基」といいます。

　一方、脂肪酸は、水になじみません。これを「疎水性」といい、疎水性のある基を「非極性基」といいます。細胞膜は、疎水性の脂肪酸が向かいあって並んでいる、リン脂質の二重層という構造になっています（図 4-8(2)）。細胞膜はこのリン脂質分子がモザイク状に並んだ構造をしています。したがって、膜の両側には親水性の部位が並ぶことになり、水のある細胞の内外に接することになります（図 4-8(3)）。

　細胞内の核、ミトコンドリアなど、すべての小器官は、ここで示した細胞膜とまったく同じ「リン脂質分子」で作られています。

　細胞は、ここで示したようなリン脂質の薄い膜でできています。薄い膜ではありますが、極端に言えば油ですから、水に溶解している物質は、細胞内外を自由に通ることはできません。細胞が生命を維持し、ひいては個体が生命を維持するためには、栄養分や酸素を細胞内に運び、同時に代謝産物を細胞外に運び出す必要があります。

　このような物質の移動に関わっているものが、細胞膜に存在する「膜タンパク質」です（図 4-9）。図に示すように、細胞膜タンパク質は細胞膜に組み込まれて

(1) リン脂質

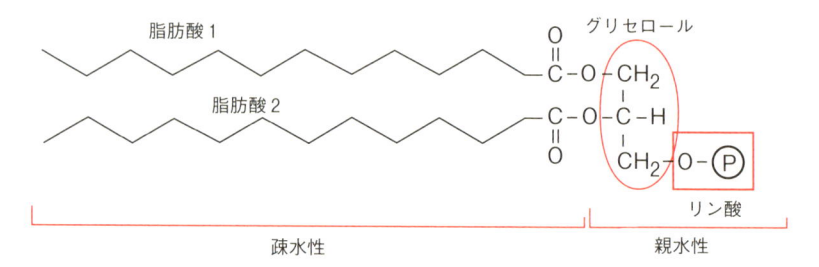

脂肪酸1
脂肪酸2
グリセロール
リン酸

疎水性　　　親水性

グリセロールの3本の手の一つがリン酸に置き換わった脂質がリン脂質

(2) リン脂質の2重層

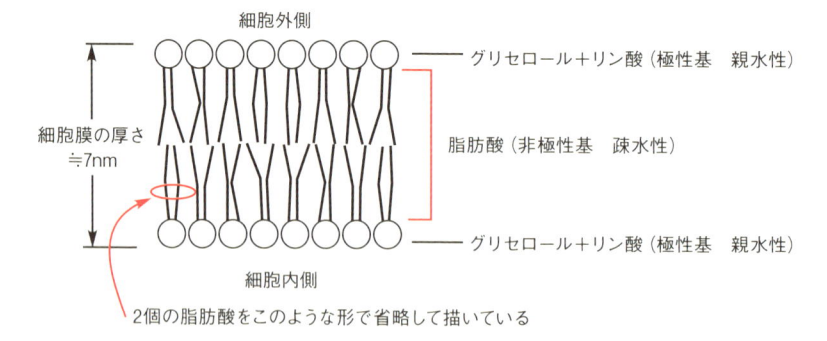

細胞外側
細胞膜の厚さ ≒7nm
グリセロール＋リン酸（極性基　親水性）
脂肪酸（非極性基　疎水性）
グリセロール＋リン酸（極性基　親水性）
細胞内側

2個の脂肪酸をこのような形で省略して描いている

細胞膜はリン脂質の非極性基が向かい合って並んでいる
極性基はそれぞれ反対側に離れて並んでいる
　＝　リン脂質の2重層

(3) リン脂質の2重層のモザイクモデル

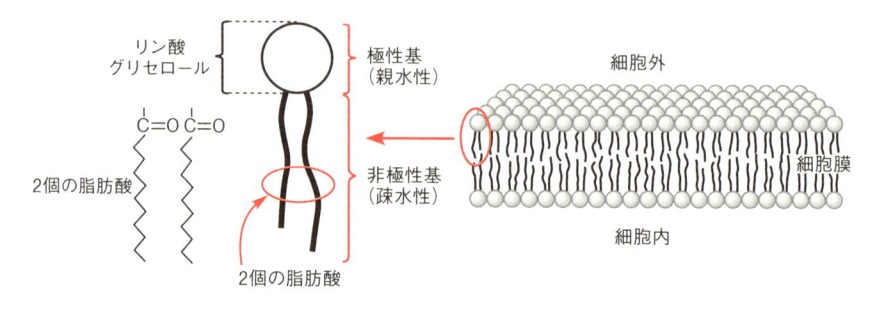

リン酸
グリセロール
極性基（親水性）
2個の脂肪酸
非極性基（疎水性）
2個の脂肪酸
リン脂質

細胞外
細胞膜
細胞内

図 4-8　細胞膜の構造

図中ラベル:
- ②糖タンパク質
- 糖鎖
- 細胞外
- 内外の物質の移動（特にイオン）
- チャンネル
- 細胞膜（リン脂質の2重層）
- ①チャンネルタンパク質
- 細胞内骨格のフィラメント
- ③周辺タンパク質
- 細胞内

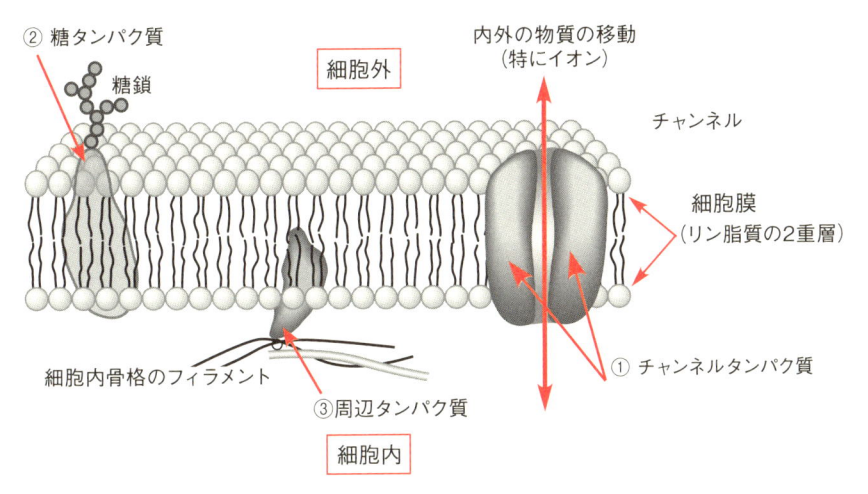

膜タンパク質は、膜内に存在するタンパク質の総称ですが多くの種類があります。
①チャンネルタンパク質は、細胞内外を貫通していて、物質の移動に関与しています。
②糖タンパク質は、自己と非自己の認識など、免疫に関与しています。
③周辺タンパク質は、細胞内骨格となる細いタンパク質フィラメントと結合していて、細胞の形状を維持しています。

図 4-9　膜タンパク質

いるタンパク質で、さまざまな形態や働きがあります。その働きの概略を述べます。

「糖タンパク質」は、膜タンパク質の細胞外表面に「糖鎖」（糖分子が枝状につながったもの）があるタンパク質です。免疫など、自己と非自己を認識する働きがあります。ABOの血液型は、この糖鎖の違いによるものです。

細胞内に面している膜タンパク質は、「周辺タンパク質」と総称されるタンパク質です。これは細胞内の細い「タンパク質のフィラメント」と結合して、細胞の形態を維持しています。

「チャンネルタンパク質」は、いくつかのタンパク質（サブユニット）が集まって、チャンネルを形成しているタンパク質です。「チャンネル」というのは、「運河」のことです。つまり、細胞内外の物質が通過する小さな孔です。物質といってもイオンのような小さな分子です。

その他に、図中には示していませんが、膜タンパク質には酵素も含まれています。消化、吸収あるいは腎の働きのところで、さらに述べます。

ここで、もう一つ大事なことがあります。細胞の内と外の液に関する環境です。

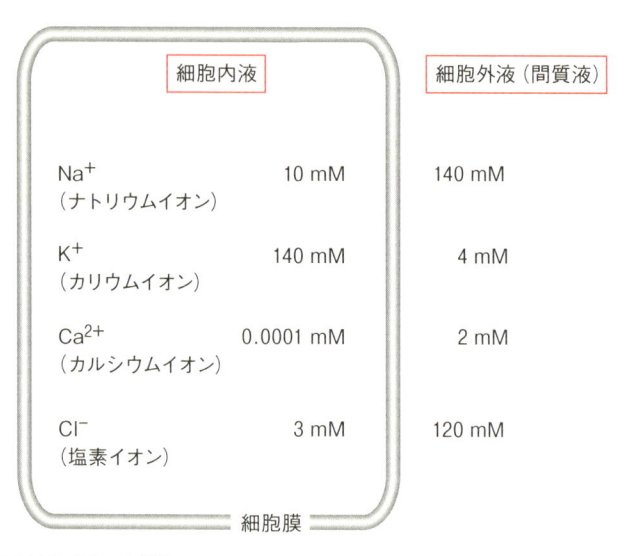

	細胞内液	細胞外液（間質液）
Na^+（ナトリウムイオン）	10 mM	140 mM
K^+（カリウムイオン）	140 mM	4 mM
Ca^{2+}（カルシウムイオン）	0.0001 mM	2 mM
Cl^-（塩素イオン）	3 mM	120 mM

図 4-10 細胞内外のイオンの濃度

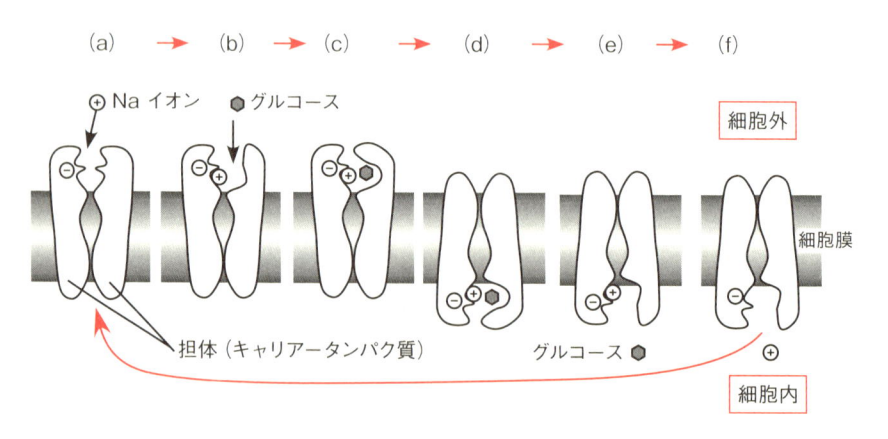

図 4-11 グルコース輸送体　SGLT によるグルコース輸送の模式図

　おもしろいことに、薄い細胞膜をはさんで、細胞内外で「イオンの分布」や「濃度」が大きく異なっています（図 4-10）。細胞内液は、細胞の内側の液体です。細胞外液とは、細胞内液以外の体液のすべてです。したがって、細胞の周りの間質液や血漿などが、これにあたります。

　詳細は神経細胞の項で述べますが、この「イオン濃度の差」が、すべての細胞

の基本になっています。そして、この濃度の差は、前述の膜タンパク質の中の「チャンネルタンパク質」の働きによって作られているのです。

　図4-10に示した値は、およその値です。ヒトの体は分析機器とは違いますから、一定ではなくある範囲内で変動しています。同じ細胞外液である血漿のイオン組成も、間質液とはわずかながら異なっています。

　大事なことは、Na^+の濃度を見ると、細胞外液のNa^+の濃度は細胞内液に比べてはるかに高く、反対に、K^+は細胞内の方が高いということです。物質は、濃度の高い方から低い方へ移動しようとします。したがって、Na^+は濃度の高い細胞外から細胞内へ入ろうとします。反対に、K^+は濃度の高い細胞内から細胞外に出ていこうとします。細胞は、常に多くのエネルギーを消費して、このイオンの濃度の差が、ほぼ一定になるように維持しています。これは膜タンパク質の一つであるATP分解酵素（ATPase）が行っています。

　膜タンパク質の一つに「Na^+依存性グルコース輸送体」があります。「SGLT」（sodium-dependent glucose transporter）と略されます（図4-11）。これは文字通り、Na^+の濃度に依存して、グルコースを運搬するタンパク質です。このようなタンパク質を「担体」（「キャリアー」あるいは「キャリアータンパク質」）といいます。

　担体は、図4-11に示すように、細胞の内外を貫通しているタンパク質です。細胞の外側に面した側にNa^+が結合すると（図4-11(a)）、タンパク質の構造が変化し、グルコースが結合できるようになります（図4-11(b)）。Na^+が結合し、さらにグルコースが結合します。細胞内外のNa^+の濃度差で、Na^+は細胞内に移動します（図4-11(c)、(d)）。この濃度差によるエネルギーで、担体に結合したグルコースを細胞内に移動させるのです。このようにして、Na^+とグルコースの両者が、同時に細胞内に取り込まれます（図4-11(e)、(f)）。このように2種類の物質が、同じ方向に移動する輸送を「共輸送」といいます。グルコース輸送タンパク質は、多くの種類が見つけられており、そのタンパク質の遺伝子も明らかにされています。

　小腸上皮細胞の「刷子縁」（微絨毛）の細胞膜には、「担体」が数多くあります。腸管内のグルコースはNa^+と結合して、細胞内に移動、すなわち吸収されます。

　フルクトースの吸収に関与している「糖輸送タンパク質」は、「GLUT5」（glucose transporter）というキャリアータンパク質（担体）です。名前はグルコーストランスポータとなっていますが、フルクトースを輸送するタンパク質です。

　このタンパク質は、「SGLT」のように、Na^+を必要とする共輸送ではなく、フ

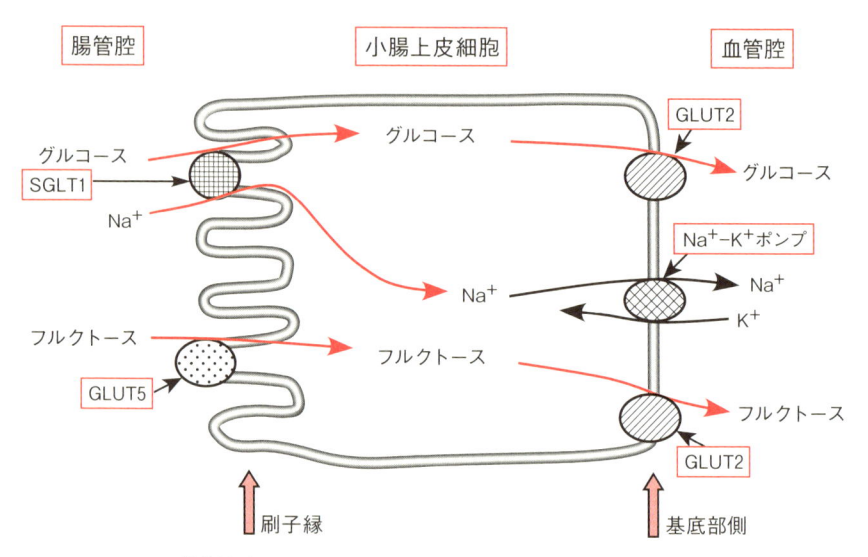

図4-12 グルコース、フルクトースの吸収

SGLT1：Na+依存性グルコース輸送体（キャリアータンパク質）
GLUT2：（キャリアータンパク質）
GLUT5：（キャリアータンパク質）

ルクトースの濃度の高い細胞外から濃度の低い細胞内に輸送体を介して移動するもので、「促進拡散」とよばれています。細胞内に取り込まれた結果、グルコースやフルクトースの濃度は、細胞内の方が細胞外（間質側）よりも高くなります。

　小腸上皮細胞の基底部側には、「GLUT2」という糖輸送タンパク質（キャリアータンパク質）がありますが、このタンパク質はグルコース、フルクトースどちらも輸送します。この輸送タンパク質を介して、グルコース、フルクトースは「促進拡散」により濃度の高い上皮細胞側から濃度の低い血管腔側に輸送されています（図4-12）。

　上皮細胞の基底部側には、「Na^+-K^+-ポンプ」がありますが、これも膜タンパク質です。その実体は「Na^+-K^+-ATPase」という酵素です。名称からわかるように、ATPを分解しエネルギーを生みます。そのエネルギーによって細胞内のNa^+を細胞外へ、反対に細胞外のK^+を細胞内に移動させます。どちらのイオンも濃度の差に逆らって移動するため、エネルギーが必要なのです。

　このように、エネルギーを消費して物質を移動させる仕組みを「能動輸送」といいます。この仕組みによって図4-10で示したイオンの濃度差が維持されているのです（これは第10章脳における代謝の項でも出てきます）。代謝の最も初期

の過程、つまり物質の吸収の段階でエネルギーを消費しているのです。

ここで吸収された単糖類は、門脈を経由して肝臓に運ばれます。

(3) タンパク質の消化と吸収

タンパク質は、胃液に含まれる「ペプシン」によって、さまざまな長さの「ポリペプチド」や「オリゴペプチド」に加水分解されます。ここでは、まだアミノ酸までには分解されていません。ある程度消化が進んだ食塊は、十二指腸に移送されます。

十二指腸では、胃酸は腸液に含まれる「重炭酸イオン」($-HCO_3$)で中和されて、pHは7くらいになります。したがって、胃で分泌されたペプシンは酵素活性を失います。

次に働き出すタンパク質分解酵素は、「トリプシン」です。タンパク質（プロテイン）を分解する消化酵素ですから、「プロテアーゼ」という総称でよばれています。

膵液に含まれているプロテアーゼには、「トリプシン」、「キモトリプシン」、「カルボキシペプチダーゼ」があります。また、小腸上皮細胞には「アミノペプチダーゼ」という消化酵素もあります。どの消化酵素も、役割はタンパク質のペプチド

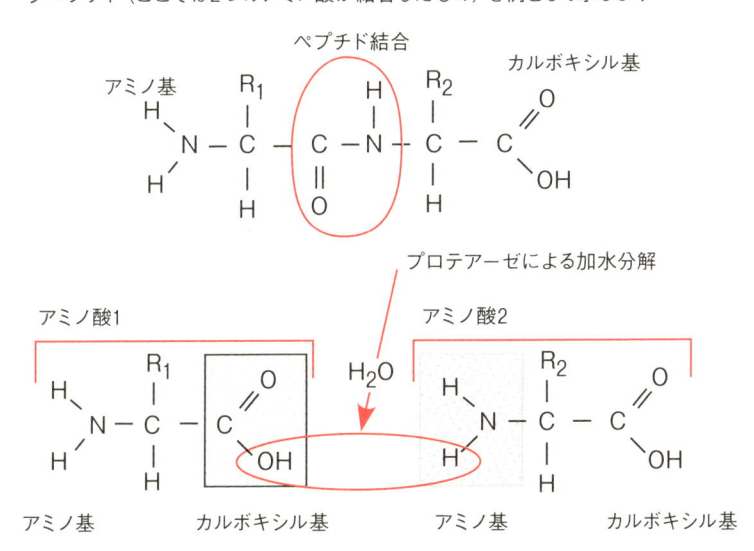

図 4-13　タンパク質の加水分解

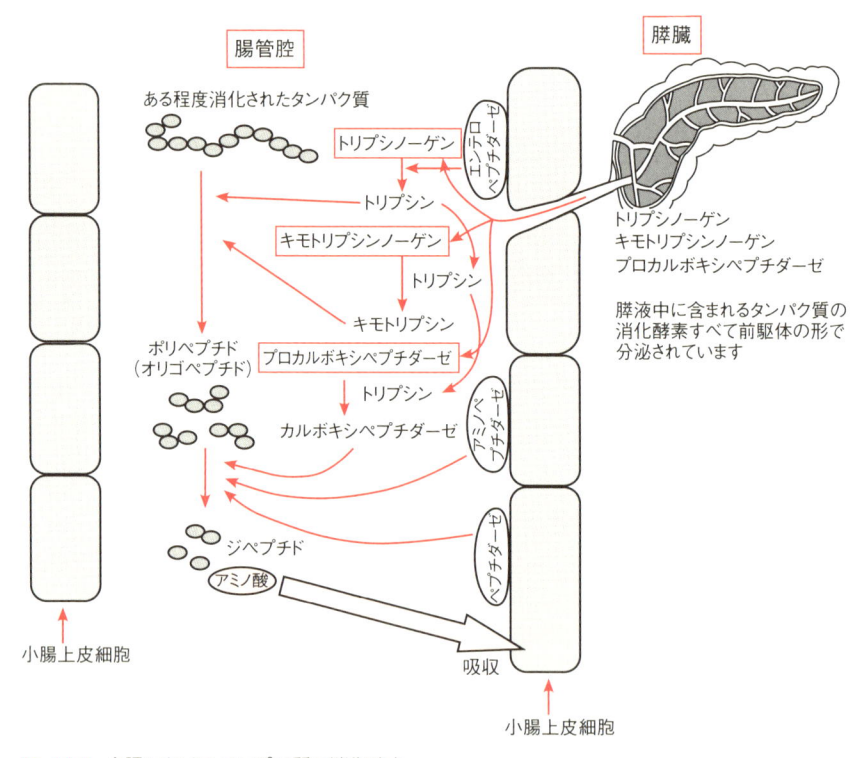

図 4-14　小腸におけるタンパク質の消化酵素

結合を加水分解（図 4-13）することですが、作用機序や作用部位などにより分類されています。

　図 4-14に小腸におけるタンパク質の消化酵素の全体図を示します。「トリプシン」は、膵液に含まれている消化酵素ですが、膵臓からは前駆体「トリプシノーゲン」として分泌されます。前駆体というのは、これ自体は酵素としての生理活性がありませんが、酵素の基になる物質のことです。「トリプシノーゲン」は分泌された後、十二指腸の上皮細胞に存在する「自家加水分解酵素」（「エンテロペプチダーゼ」または「エンテロキナーゼ」ともいいます）という酵素で分解されて「トリプシン」に変えられ、タンパク質の消化酵素として働きます。「キモトリプシン」も膵液に含まれていますが、この酵素も「キモトリプシノーゲン」という前駆体で分泌され、前述の「トリプシン」によって「キモトリプシン」に変えられてから消化酵素として働きます。

　膵液に含まれているもう一つの酵素、「カルボキシペプチダーゼ」も膵臓からは

前駆体「プロカルボキシペプチダーゼ」として分泌され、トリプシンにより「カルボキシペプチダーゼ」になり、酵素として働きます。

「トリプシン」や「キモトリプシン」は、胃液である程度消化されたタンパク質を、さらに小さなポリペプチドに分解します。

「カルボキシペプチダーゼ」は、ポリペプチドを「ジペプチド」(2種のアミノ酸が結合したもの(図 4-13 参照))やアミノ酸に分解します。この酵素は、ポリペプチドの「カルボキシル基」(-COOH)のある方から順番にペプチド結合を切っていきます。

タンパク質の消化酵素は、これら以外にまだあります。小腸上皮細胞の微絨毛の細胞膜には「アミノペプチダーゼ」、「ペプチダーゼ」という酵素があります。

「アミノペプチダーゼ」は、ポリペプチドの「アミノ基」($-NH_2$)のある方から順番に分解し、ジペプチドやアミノ酸にします。さらに、膜に存在する「ペプチダーゼ」は、今まで述べた酵素の働きで分解されたジペプチドを分解し、最終的な産物である「アミノ酸」にします。アミノ酸になって、小腸上皮細胞に吸収されるようになります(図 4-15)。

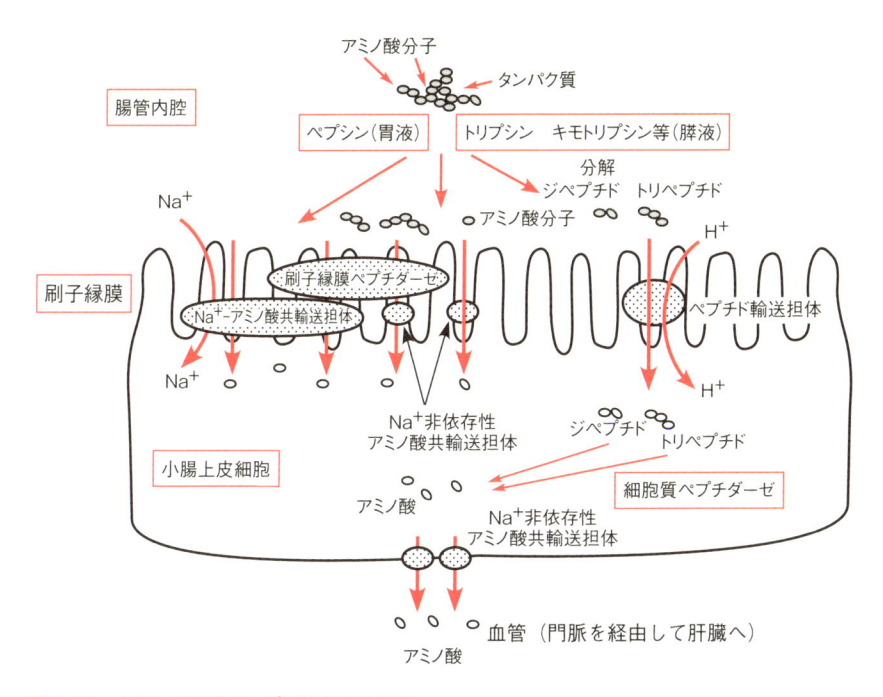

図 4-15　小腸におけるタンパク質の消化酵素

分解されてできた「ジペプチド」や「トリペプチド」は、「ペプチド輸送担体」によって細胞内に移動（吸収）されます。また、少し大きなペプチドは、小腸の微絨毛膜にあるペプチダーゼ（「刷子縁膜ペプチダーゼ」ともいいます）によりアミノ酸に分解されます。ここで分解されたアミノ酸は「Na^+-アミノ酸共輸送担体」によって、Na^+と共に細胞内に移動します（図 4-15）。

　アミノ酸の吸収はNa^+に依存しない「共輸送担体」もあり、グルコースに比べて複雑な経路を辿ります。また、刷子縁の膜には「ペプチド輸送担体」もあり、ジペプチド、トリペプチドを細胞内に移動させています。

　図に示すように、細胞内には「細胞質ペプチダーゼ」という酵素もあり、ジペプチド、トリペプチドの形で吸収されたペプチドは、細胞内でアミノ酸に分解されています。

　このようにして吸収されたアミノ酸は、門脈を経由して肝臓に運ばれます。

　余談ですが、食物で摂取されたコラーゲン（タンパク質です）も、上で示した経路で分解されアミノ酸として体内に吸収されていきます。したがって、コラーゲンを一生懸命摂取しても、体内ですべてコラーゲンになるというわけではありません。

（4）　脂肪の消化と吸収

　摂取された脂肪は、口腔、胃では消化されることはなく、小腸に至って消化されます。脂肪は水に不溶、つまり疎水性です。したがって、糖質などに比べて消化・吸収は複雑です。

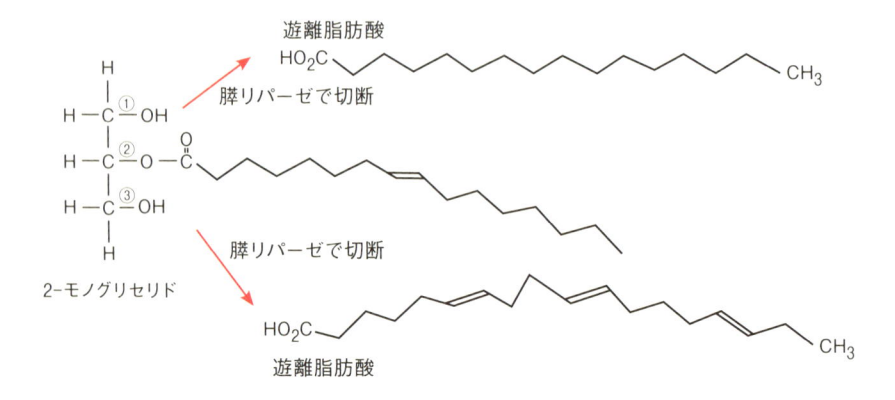

図 4-16　膵リパーゼの働き

脂肪は腸管腔で、膵液に含まれている消化酵素「膵リパーゼ」（「ステアプシン」ともいいます）により消化（分解）されます。すでに述べましたが、脂肪はグリセロールに脂肪酸が3分子結合したものです（図 2-7 参照）。「膵リパーゼ」は、このトリグリセリドの3本ある手のうち、①と③に結合している脂肪酸を切り離します。したがって、一つの「2-モノグリセリド」と2つの「遊離脂肪酸」（脂肪酸の分子として存在するものを、遊離脂肪酸といいます）が生成されます（図 4-16）。

　「膵リパーゼ」によって脂肪は、脂肪酸とモノグリセリドになりましたが、どちらも水に不溶ですから直接吸収されることはありません。ここで、胆嚢から分泌される「胆汁酸」が重要な働きをします。胆汁酸は、肝臓でコレステロールから生成され、総胆管を経て十二指腸に分泌されます。

　胆汁酸は、集合して「胆汁酸ミセル」を形成します。ここに「膵リパーゼ」によって分解された「モノグリセリド」と「脂肪酸」が結合し、「ミセル」とよばれる微粒子を形成します（図 4-17）。ミセルの外側は、胆汁酸の親水性の部位であるため水との親和性が高くなっています。

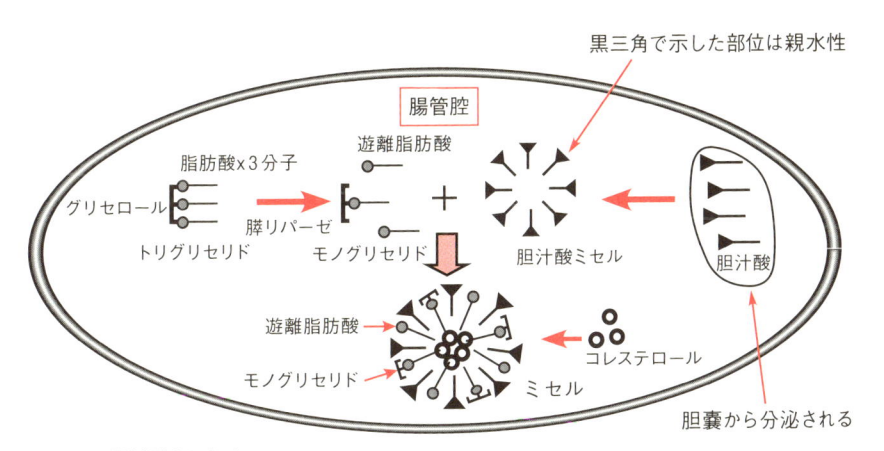

図 4-17　胆汁酸とミセル

　「ミセル」が上皮細胞の刷子縁と接触し、細胞内外の濃度勾配にしたがって、受動的に小腸上皮細胞に移動（吸収）します。

　消化され、別々に吸収されたグリセロールと脂肪酸、モノグリセリドは、上皮細胞内で「ジグリセリド」を経て「トリグリセリド」（中性脂肪）に再合成されます（図 4-18）。このように脂肪は、複雑な仕組みで消化され、上皮細胞に吸収され

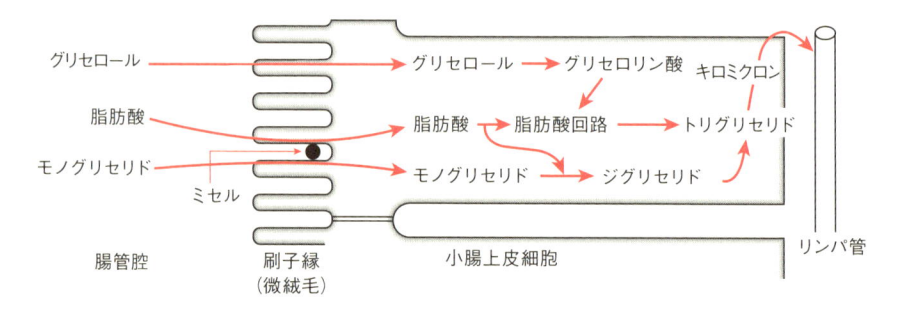

腸管内の脂肪は脂肪酸とモノグリセリドに分解され胆汁酸が結合してミセルを形成し
上皮細胞に吸収される。上皮細胞内で再びトリグリセリド（中性脂肪）に合成されます。

図 4-18　小腸上皮細胞における吸収

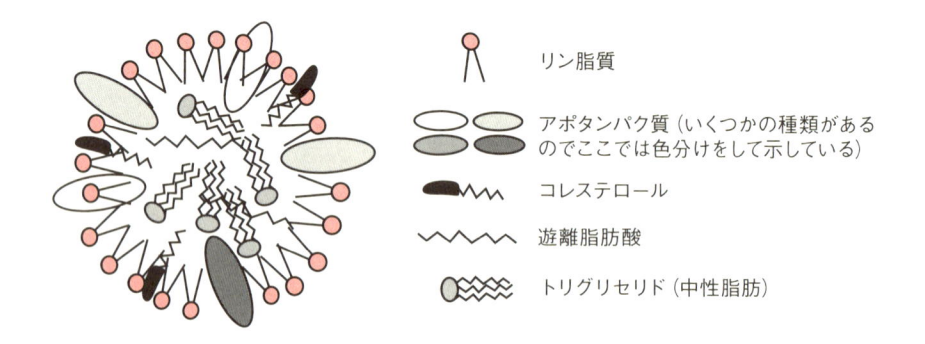

キロミクロンはリポタンパク質ともいわれます。リン脂質で球状の構造をしており、中に中性脂肪（トリグリセリド）やコレステロールが含まれています。また、リン脂質の間にはアポタンパク質が組み込まれています。このような構造により、脂肪は血漿中でも、安定して存在することができます。

図 4-19　キロミクロン（カイロミクロン）の構造

ています。

　脂肪は非水溶性ですから、血液、リンパ液などに溶解して運搬することはできません。そこでトリグリセリド（中性脂肪）を水になじみやすい粒子にする必要があります。このような微粒子を「キロミクロン」（カイロミクロン）といいます（図4-19）。

　キロミクロンは、「リポタンパク質」の一つです。「リポタンパク質」とは、脂肪

とアポタンパク質が結合したものです。リン脂質の球状の構造で、この中にトリグリセリド（中性脂肪）、遊離脂肪酸、コレステロールが含まれています。「リポタンパク質」は、その比重によって5種類に分けられていますが、比重の最も少ないものがキロミクロンです。

　リポタンパク質には「アポタンパク質」というタンパク質があり、それぞれのリポタンパク質の性質を決めています。詳細は第7章で述べます。
　リポタンパク質の構造により、脂肪は血漿中に安定して存在することができます。つまり、血液によって運ばれることができます。
　キロミクロンは、小腸上皮細胞の基底部からリンパ管に入ります（図 4-18）。糖質やタンパク質と異なり、門脈には入りません。リンパ管は集合して胸管となり、最終的には左鎖骨下静脈に入り、肝臓、筋肉や脂肪組織に運ばれます。その後、毛細血管に局在する「リポタンパクリパーゼ」でアポタンパク質を分解して、遊離脂肪酸を生じさせます。
　遊離脂肪酸は、筋細胞や脂肪細胞に取り込まれエネルギー源として消費され、脂肪細胞には貯蔵脂肪として取り込まれます。キロミクロンを合成することができなくなると、脂溶性のビタミン（例えばビタミンAなど）の運搬が悪くなるので、夜盲症などの症状を示すことがあります。
　「コレステロール」というと、感覚的に動脈硬化などを想起し、身体に悪いもののように思いますが、コレステロールは細胞膜の必須成分であり、細胞膜の柔らかさを発現しています。また、「ステロイドホルモン」もコレステロールをもとに生成されています。
　このように、コレステロールは人体の生理機能に重要な働きをしています。リポタンパク質やコレステロールについては、第7章の「脂肪の代謝」の項で詳しく扱います
　ここまで、摂取した食物が消化・吸収される仕組みを見てきました。つぎに、それらの物質から、生体のエネルギー源である「アデノシン3リン酸」（ATP）が産生される過程を見てきましょう。

第5章
エネルギーの産生

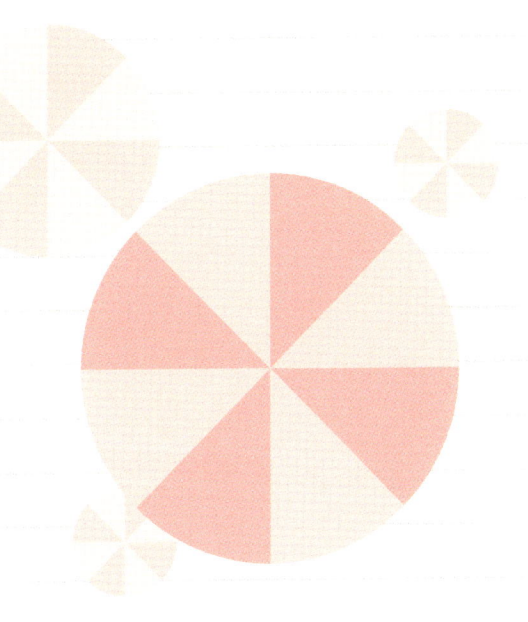

5 エネルギーの産生

　ヒトの身体内で利用されるエネルギー源は、主にATP（アデノシン3リン酸）です。ATPについては第1章で述べましたが、もう一度復習しておきます（図5-1）。

　代謝というのは、最終的にATP（アデノシン3リン酸）を産生することであり、またATPを分解して生体で使用されるエネルギー（運動や熱さらに能動輸送などを行う）をATPから取り出すことです。どちらの過程でも熱が産生されます。

　この章では、吸収された三大栄養素が、どのような過程でATPを産生していくのかを述べます。まず、ATPとはどのような物質で、それがどのようにしてエネルギーを産生するのかを見てみましょう。

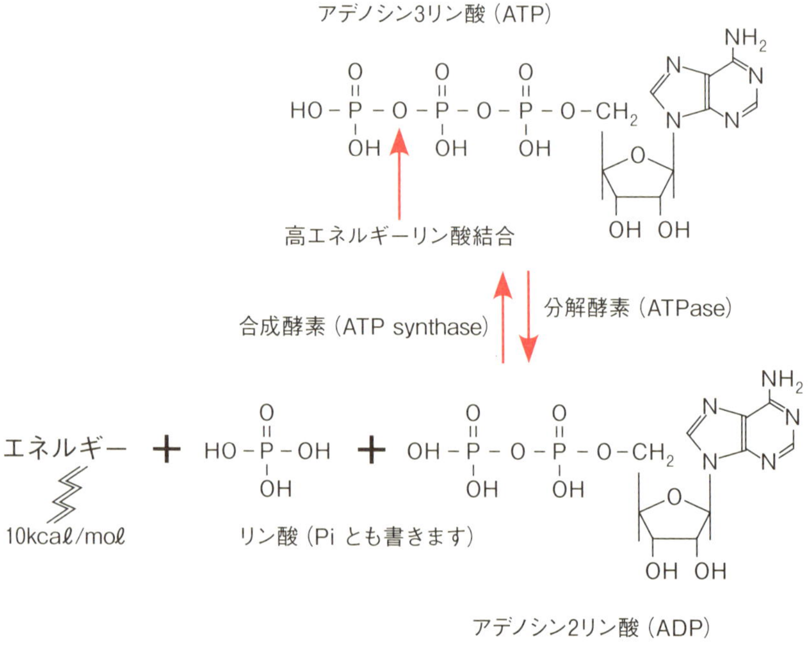

図5-1　アデノシン3リン酸からエネルギーを取り出す

5-1 ATPの構造と高エネルギーリン酸結合

　はじめに「アデノシン3リン酸」とはなにか、どこにエネルギーが蓄えられているのかについて見ましょう。すでに、見てきましたが、「アデノシン3リン酸」は、「アデニン」（プリン塩基）と「d-リボース」（糖）が結合した「アデノシン」に、「リン酸」が3分子結合した物質です。3つのリン酸のうち2番目と3番目のリン酸の結合を、とくに「高エネルギーリン酸結合」といいます（**図 5-1、図 1-3** も参照）。

　エネルギーは、ATPが「ATP分解酵素」（ATPase）により3番目のリン酸がとれて、ADP（アデノシン2リン酸）と「無機リン酸」（H_3PO_4 のことで、Piと記述することもあります）になる反応で発生します。1molのATPの加水分解で、約10kcalのエネルギーが放出されます（**図 5-1**）。

　反対に、ATPは、「無機リン酸」と「ADP」が結合することによって産生されます。このときも、もちろん酵素が必要です。この酵素は「ATP合成酵素」（ATP synthase）といわれています。大部分のATP合成酵素は、ATP分解酵素と同じです。すべての酵素が同じというものではありませんが、多くの酵素は両方の反応を触媒します。

　ATPの分解とエネルギーの関係を反応式で書くと、次のようになります。

$$\text{ATP} \rightleftarrows \text{ADP} + \text{Pi} + \Delta G°' \text{（「自由エネルギー変化」）}$$
$$\Delta G = -7.3 \text{ kcal/mol}$$

（↑ ATPase（ATP synthase））

　右方向の反応には、「ATP分解酵素」が働いています。左方向の反応は、「ATP合成酵素」が働いています。ATPの合成には、分解と反対にエネルギーが必要です。

　なお、「Pi」はATPから遊離した無機リン酸です。

　自由エネルギーの減少は、7.3kcal/molのエネルギー放出ということになります。これが生体のエネルギー源です。実際に細胞内でATPの分解で放出されるエネルギーはおよそ10kcal/molになります。

　ATPはエネルギー源と書きましたが、ATPは生体内のどこで利用されるのでしょうか。一言で書くと、エネルギーを要する生物のすべての反応過程で必ず使われています。具体的には以下のようなものがあります。

- 解糖系
- 筋収縮
- 能動輸送
- 発熱

5-2 栄養素の酸化と ATP の産生

　ヒトは、体内で栄養素を酸化させることによって、エネルギーを得ています。酸化とは、物を燃やすことです。つまり酸素を消費して、二酸化炭素とエネルギーを発生させています。呼吸とは、エネルギー産生に必要な酸素を摂取することです。ただ、この後に述べる解糖系は、無酸素で行われる反応で、有酸素に比べて能率は悪いのですが、ほとんどすべての生物に共通して見られる過程です。

　糖質、脂肪、タンパク質という栄養素は、消化・吸収で分解された後、細胞に運搬され、細胞内のミトコンドリアにある「TCA 回路」（クエン酸回路）に入り、ATP を産生します（図 5-2）。注意して欲しいのは、TCA 回路では直接 ATP が

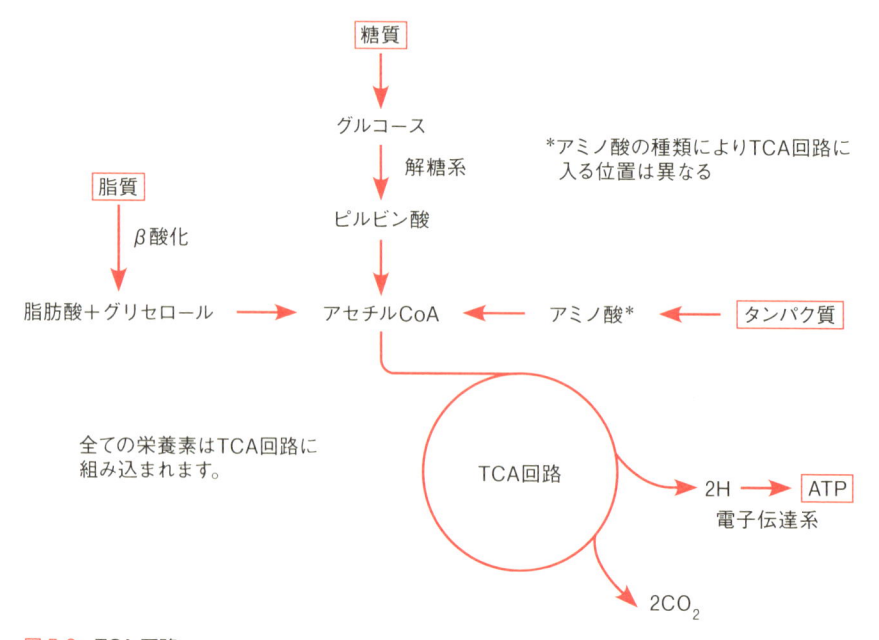

図 5-2　TCA 回路

産生されているわけではなく、実際にATPがつくられるのは、同じミトコンドリアにある「電子伝達系」というシステムです。電子伝達系については後述しますが、酸素を用いて大量のATP（エネルギー）を産生するシステムで「呼吸鎖」ともいわれます。

TCA回路では、電子伝達系で使用される「NADH」（ニコチンアミドアデニンジヌクレオチド）、「FADH$_2$」（フラビンアデニンジヌクレオチド）などが作られています。

TCA回路は、「アセチルCoA」（アセチルコエンザイムA）（あるいは「アセチルコンチームA」ともいいます）から始まり、1周して、また元に戻ります。したがって、「アセチルCoA」は、TCA回路の出発点となる大事な物質です。

コエンザイムは、その名前のように酵素の働きを助ける補酵素の一つです。例えば、ある物質が酸化される（酸化とは水素が取り除かれること）酵素反応があるとします。反応の結果、水素が出てきますが、この水素を受け取るものがないと反応は止まってしまいます。この水素の受け手が補酵素の働きです（図 2-24 参照）。補酵素のいくつかは、食事で摂取したビタミンから作られています。

図 5-2 に示したTCA回路や、電子伝達系は概略です。詳細はこの後詳しく述べます。

5-3 三大栄養素からエネルギーが作られる過程

(1) 糖質（解糖系）

糖質は、例外的に酸素が無くても少量のATPを作ることができます。この経路を「嫌気的解糖系」、あるいは単に「解糖系」といいます。嫌気的というのは、酸素が不要であるという意味です。この系は、ほとんどの生物に備わっているものです。

解糖系の全体を図 5-3 に示します。グルコースを分解してエネルギーを獲得する経路です。動物のエネルギー源の一つであるグリコーゲンは、ブドウ糖がつながったものです。

グリコーゲンは、「グリコーゲンホスホリラーゼ」により分解され、「グルコース1-リン酸」に変えられ解糖系に入ります。それぞれの反応に関与する酵素を囲みで示します。また、矢印は反応の進行方向を表しています。反応の方向は、大部分が可逆的なもので、基質と生成物の濃度によって、どちらの方向にも進むこ

```
                グリコーゲン          グルコース
    グリコーゲンホスホリラーゼ    ↓  ATP消費      ヘキソキナーゼ
                グルコース1-リン酸 → グルコース6-リン酸
                        グルコホスホムターゼ    ↕   ホスホヘキソースイソメラーゼ
                                   フルクトース6-リン酸
                             ATP消費  ↕   ホスホフルクトキナーゼ
                                   フルクトース1,6-ビスリン酸
                                        ↕   アルドラーゼ
                                        ジヒドロキシアセトリン酸
                                        ↕   アルドラーゼ
                        グリセルアルデヒド3-リン酸  トリオースリン酸イソメラーゼ
                                        ↕   グリセルアルデヒド-3-リン酸デヒドロゲナーゼ
                                   1,3-ビスホスホグリセリン酸
                            ATP産生×2  ↕   ホスホグリセリン酸キナーゼ
                                   3-ホスホグリセリン酸
                                        ↕   エノラーゼ
                                   ホスホエノールピルビン酸
                            ATP産生×2        オキザロ酢酸
                            ピルビン酸キナーゼ
                                   ピルビン酸
                    アセチルCoA   乳酸   エタノール
                    TCA回路        乳酸デヒドロゲナーゼ
```

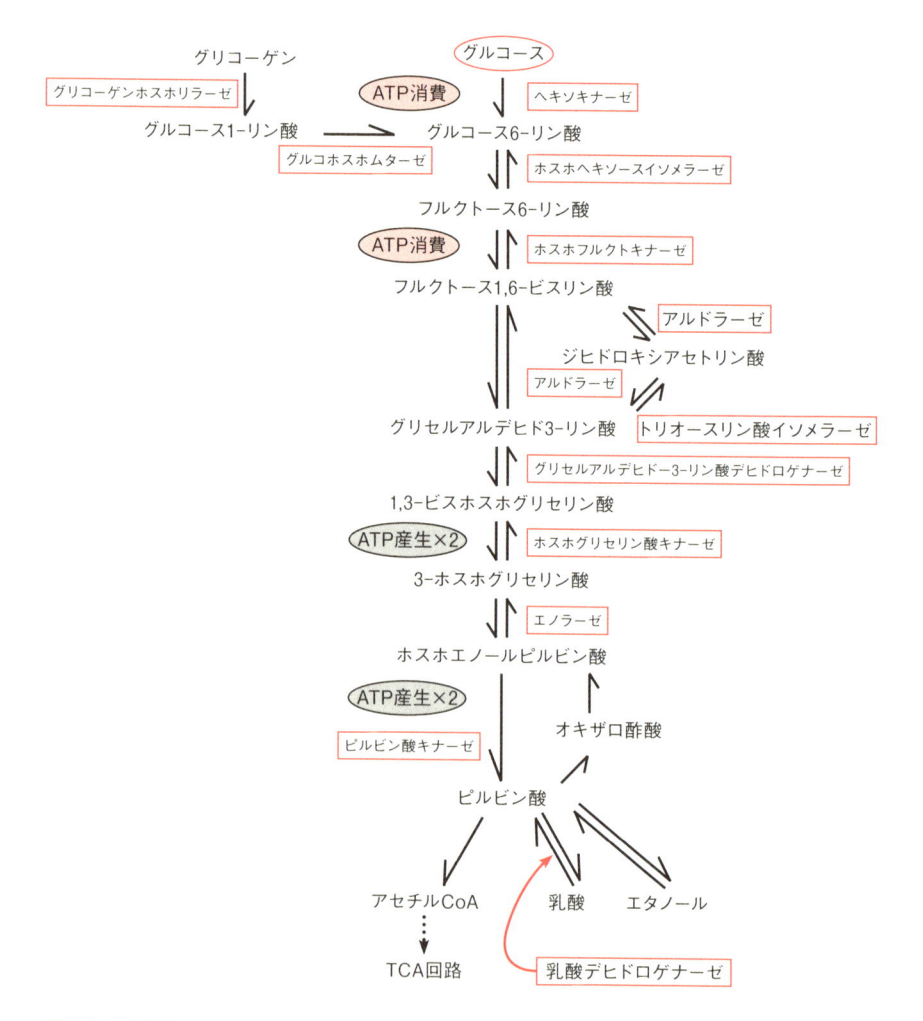

図5-3 解糖系

とができます。

　化学式でみた解糖系の反応の例を、**図5-4**に示します。**図5-4の(1)**は、「グルコース」から「グルコース6-リン酸」になる過程で、解糖系の最も初期の部分です。グルコースは酵素「ヘキソキナーゼ」により「グルコース6-リン酸」に変えられますが、ここでATPの「リン酸」一つが、グルコースに結合します。つまり、ATPが1分子消費されます。同様に、「フルクトース6-リン酸」から「フルクトース1,6-ビスリン酸」に変えられるときにも、ATPが1分子消費されます。

(1) グルコースからグルコース6-リン酸への変換

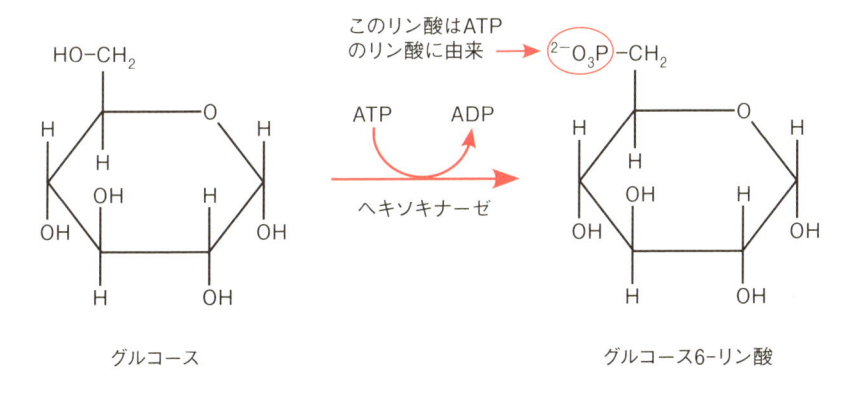

グルコースにリン酸が結合してグルコース6-リン酸になります（図中の丸で囲んだ部分）。このリン酸はATPのリン酸に由来しています。つまりこの段階でATPが1分子消費されることになります。

(2) 1,3-ビスホスホグリセリン酸から3-ホスホグリセリン酸への変換

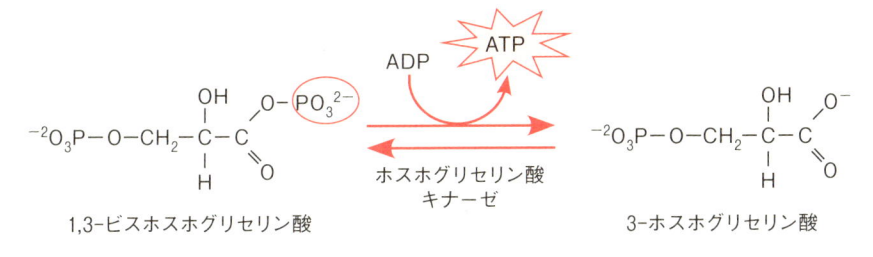

1,3-ビスホスホグリセリン酸の2つあるリン酸の一つ（図中の丸印）がADPに結合しATPになります。つまり、ATPが1分子産生されたことになります。

図 5-4　化学式で見た解糖系の反応の例

　図 5-4 の(2)は図 5-3 で示した、グルコースから始まって6番目に位置する「1,3-ビスホスホグリセリン酸」が、酵素「ホスホグリセリン酸キナーゼ」により「ホスホグリセリン酸」に変化する反応を示しています。

　1個の「1,3-ビスホスホグリセリン酸」には「リン酸」が2分子ありますが、そのうちの1分子が、ADPに結合してATPになります。つまり、ATPが1分子産生されたことになります。

　図 5-3 では、ATPが2分子産生されると示してありますが、これは間違いで

```
                    （解糖系）
                      ↓
                   ピルビン酸  ――――→  乳酸
                      │   酸素なし
              酸素あり│
                   ⌢⌢⌢⌢⌢⌢⌢⌢⌢⌢⌢
                      ↓           ミトコンドリア
                   ピルビン酸
                      ↓
                   アセチルCoA ――――→ TCA回路
```

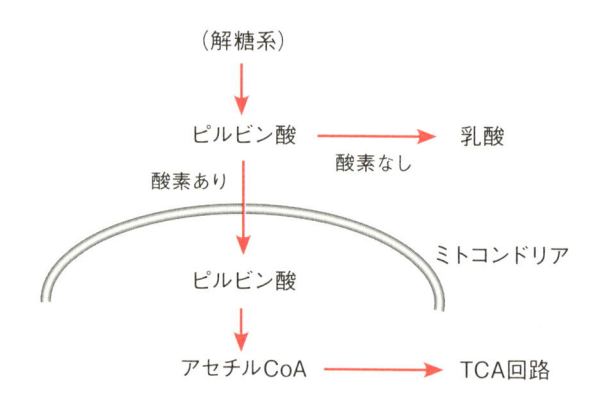

図 5-5　ピルビン酸からアセチル CoA の生成（酸素あり）

はありません。1分子のグルコースから「1,3-ビスホスホグリセリン酸」は2個（2分子）作られます。したがって、2分子の ATP が作られることになるわけです。したがって、解糖系全体では、合計2分子の ATP が生成されます。

　解糖系で、グルコース（ブドウ糖）は分解され、最終的に「ピルビン酸」になります。有酸素状態ではミトコンドリアに入り、「アセチル CoA」になります（図 5-5）。その後、TCA 回路（電子伝達系を含めて）に入り、多くの ATP が産生されます。TCA 回路の詳細については、後の項で説明します。

　また、ピルビン酸は、酸素のない状態では「乳酸」に変化します。これは乳酸発酵ともいわれます。ヨーグルトや漬け物などに利用されています。

(2) 脂肪

　消化された脂肪がエネルギー源として利用されるのは、「脂肪酸」と「グリセロール」です。この項では、脂肪酸の酸化によるエネルギー獲得について述べます。脂肪酸からのエネルギー獲得の特徴は「β酸化」といわれる過程です。

　β酸化によって脂肪酸は分解（酸化）され、「アセチル CoA」が産生され、TCA 回路に組み込まれ、最終的に ATP が産生されます。アセチル CoA が作られるのは解糖系と同じですが、ここに至る経路は複雑です。

　β酸化は、ミトコンドリア内で起きている反応ですから、細胞質内に存在する脂肪酸をミトコンドリア内に取り込む必要があります（図 5-6）。ミトコンドリアの詳細については第6章で述べます。

　細胞質にある脂肪酸は「アシル CoA 合成酵素」により、「コエンザイム A

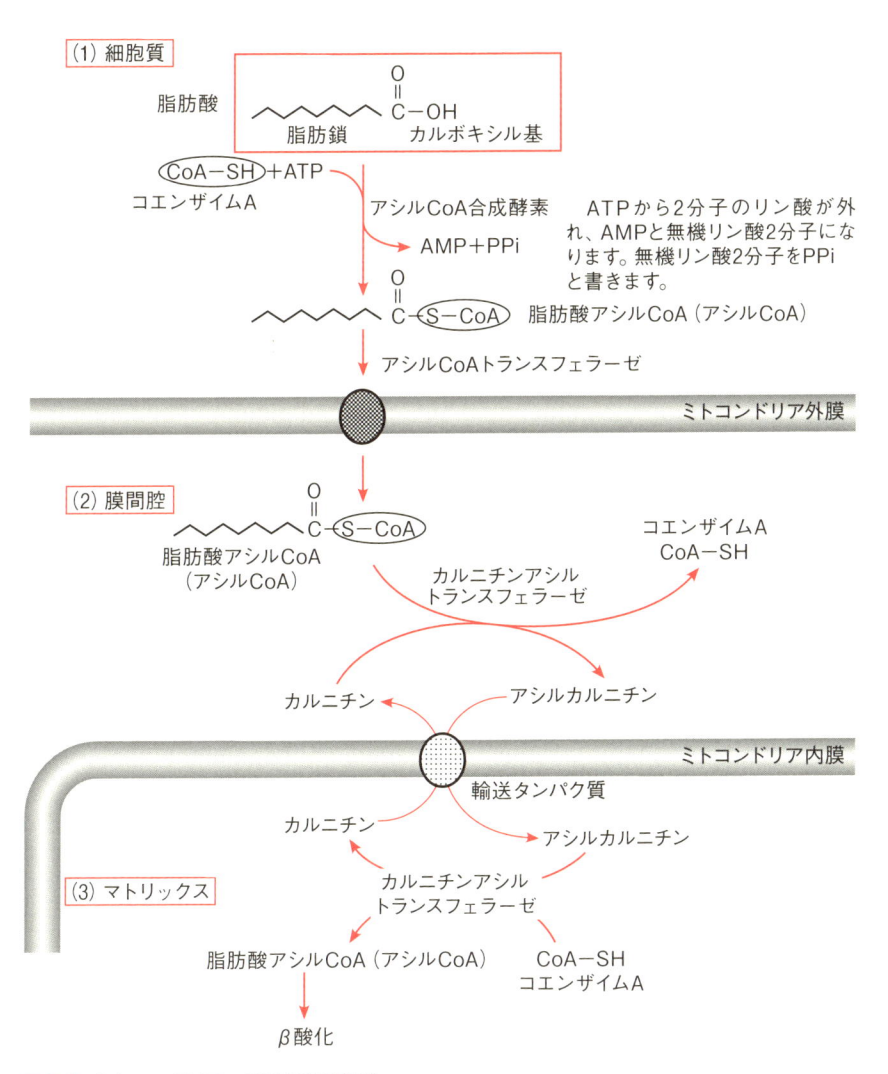

図 5-6 ミトコンドリアへの脂肪酸の移送

(1) 細胞質
脂肪酸：脂肪鎖 — カルボキシル基（C=O, C-OH）
CoA-SH + ATP（コエンザイムA）
アシルCoA合成酵素 → AMP + PPi
ATPから2分子のリン酸が外れ、AMPと無機リン酸2分子になります。無機リン酸2分子をPPiと書きます。

→ 脂肪酸アシルCoA（アシルCoA）（C-S-CoA）

アシルCoAトランスフェラーゼ

ミトコンドリア外膜

(2) 膜間腔
脂肪酸アシルCoA（アシルCoA）
カルニチンアシルトランスフェラーゼ
コエンザイムA CoA-SH
カルニチン ← アシルカルニチン

ミトコンドリア内膜
輸送タンパク質

カルニチン → アシルカルニチン
カルニチンアシルトランスフェラーゼ
CoA-SH コエンザイムA
脂肪酸アシルCoA（アシルCoA）
↓
β酸化

(3) マトリックス

（CoA-SH）」と結合し「脂肪酸アシルCoA」になります（「アシルCoA」と記述することもあります）（**図 5-6(1)細胞質**）。この反応にはATPのエネルギーが必要になります。ATPから2分子のリン酸が外れ、AMP（アデノシン1リン酸）とリン酸2分子になります。リン酸2分子をPPiと書きます。

　産生された「脂肪酸アシルCoA」は、「アシルCoAトランスフェラーゼ」によって、ミトコンドリア外膜からミトコンドリアの2重膜の膜間腔に移送されます（**図**

5-6(2)膜間腔）。

ミトコンドリアの膜間腔では、「脂肪酸アシルCoA」は「カルニチンアシルトランスフェラーゼ」により、「アシルカルニチン」に変えられます。

生成された「アシルカルニチン」は、ミトコンドリア内膜の「輸送タンパク質」によって、ミトコンドリアマトリックスに移送されます（**図5-6(3)マトリックス**）。この輸送タンパク質は、「アシルカルニチン」がマトリックスに移送される際に、カルニチンを逆共役的に膜間腔に移動させます。

「逆共役」とは、輸送の方向が互いに反対方向の輸送のことをいいます。「アシルカルニチン」がマトリックスに移動されるのと同時に、「カルニチン」は反対にマトリックスから膜間腔に移動します。膜間腔ではカルニチンは「カルニチン→アシルカルニチン」の反応に利用されます。

マトリックス内に移送された「アシルカルニチン」は、「カルニチンアシルトランスフェラーゼ」により、「コエンザイムA」（CoA）と反応し、「脂肪酸アシルCoA」（「アシルCoA」）に変えられます。

このときにできるカルニチンは、前述の輸送タンパク質によって膜間腔に送られています。このような経路を経て、脂肪酸はミトコンドリアのマトリックス内に移送されます。

移送された「脂肪酸アシルCoA」（アシルCoA）は、次の「β酸化」に進みます。β酸化には4つの段階があります（**図5-7①〜④**）。

① [脱水素]

FADは、「脂肪酸アシルCoA」から「H」を2個奪います。つまり、「脂肪酸アシルCoA」は酸化されることになり、反対にFADは還元されて「$FADH_2$」になります。$FADH_2$はミトコンドリアにある「電子伝達系」に入ります。

② [水の付加]

二重結合を持った「脂肪酸アシルCoA」（「2,3-トランスエノイル-CoA」といいます）に、水分子が結合し、「L-3-ヒドロキシアシル-CoA」になります。

③ [脱水素]

「L-3-ヒドロキシアシル-CoA」は、NADにより酸化され、「3-オキソアシル-CoA」に変わります。一方、NADは還元されて「NADH」と「H^+」になります。このNADHも、ミトコンドリアにある「電子伝達系」に入ります。

④ [加硫分解]（チオール開裂）

「3-オキソアシル-CoA」は、「チオール開裂」という反応で、炭素原子が2個少なくなった、「脂肪酸アシルCoA」が生成されます。同時に、この反応で、「ア

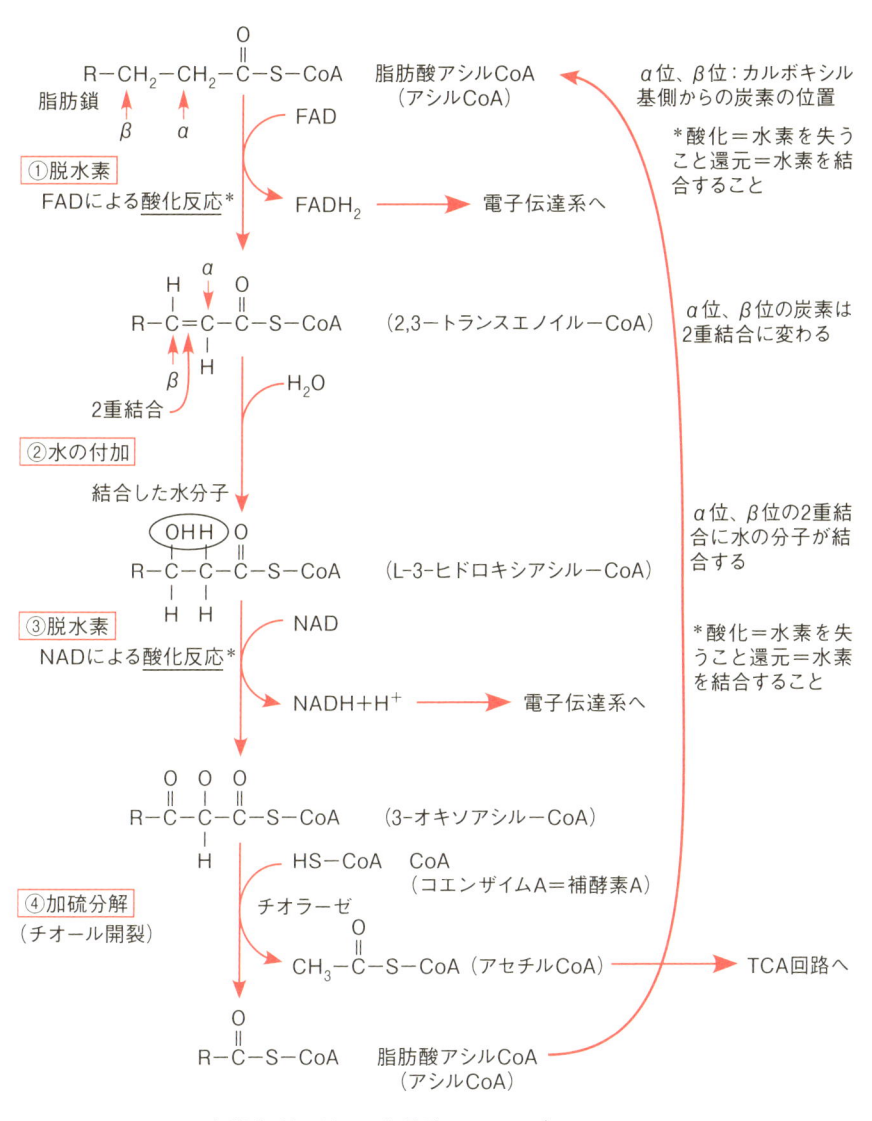

β酸化経路

R–CH$_2$–CH$_2$–C(=O)–S–CoA　脂肪酸アシルCoA（アシルCoA）
脂肪鎖　β　α

α位、β位：カルボキシル基側からの炭素の位置

①脱水素
FADによる酸化反応*
→ FAD → FADH$_2$ → 電子伝達系へ

*酸化＝水素を失うこと　還元＝水素を結合すること

R–CH=CH–C(=O)–S–CoA（2,3-トランスエノイル-CoA）
α, β　2重結合

α位、β位の炭素は2重結合に変わる

②水の付加
H$_2$O
結合した水分子 ↓

R–C(OH)H–CH$_2$–C(=O)–S–CoA（L-3-ヒドロキシアシル-CoA）

α位、β位の2重結合に水の分子が結合する

③脱水素
NADによる酸化反応*
→ NAD → NADH+H$^+$ → 電子伝達系へ

*酸化＝水素を失うこと　還元＝水素を結合すること

R–C(=O)–CH$_2$–C(=O)–S–CoA（3-オキソアシル-CoA）

HS–CoA　CoA（コエンザイムA＝補酵素A）
チオラーゼ

④加硫分解
（チオール開裂）

→ **CH$_3$–C(=O)–S–CoA**（アセチルCoA）→ TCA回路へ

R–C(=O)–S–CoA　脂肪酸アシルCoA（アシルCoA）
（2炭素分短くなった脂肪酸アシルCoA）

---

①〜④の経路でアセチルCoAが生成され、脂肪酸アシルCoAが分解産物でできてきますが、ここで、できてくる脂肪酸アシルCoAは④の加硫分解で2個の炭素が消費されているので、はじめの脂肪酸アシルCoAに比べて炭素原子が2個少なくなっています。

つまり1回β酸化を受けると脂肪鎖の炭素2個分だけ短くなります。2個短くなった脂肪酸アシルCoAの脂肪鎖の炭素がなくなるまでβ酸化を繰り返します。

図5-7　β酸化

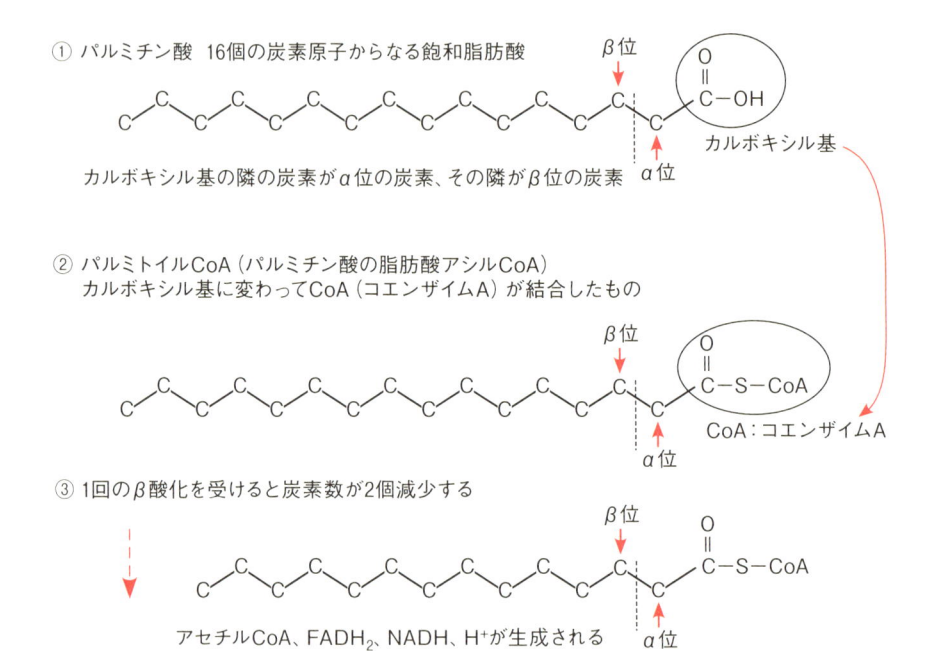

① パルミチン酸　16個の炭素原子からなる飽和脂肪酸

カルボキシル基の隣の炭素がα位の炭素、その隣がβ位の炭素

② パルミトイルCoA（パルミチン酸の脂肪酸アシルCoA）
　カルボキシル基に変わってCoA（コエンザイムA）が結合したもの

CoA：コエンザイムA

③ 1回のβ酸化を受けると炭素数が2個減少する

アセチルCoA、$FADH_2$、NADH、H^+が生成される
TCA回路、電子伝達系に入る

④ 7回目のβ酸化を受けると脂肪鎖の炭素はすべて酸化され
　アセチルCoAになる

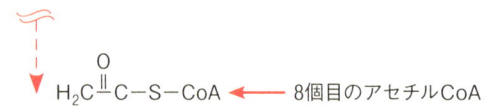

8個目のアセチルCoA

したがって、パルミチン酸はβ酸化を受けるとアセチルCoA 8分子、$FADH_2$、NADH、H^+ が7分子ずつ生成される

上記の反応を化学式で表すと次のようになります。
パルミトイルCoA + 7CoA + 7FAD + 7NAD + $7H_2O$ → 8アセチルCoA + $7FADH_2$ + 7NADH + $7H^+$

図 5-8　β酸化　パルミチン酸の例

セチル CoA」が 1 分子生成されます。アセチル CoA は TCA 回路に入ります。
　2 個炭素原子が少なくなった「脂肪酸アシル CoA」は、①に戻り、「脂肪酸アシル CoA」の炭素原子が無くなるまで、同じ反応（β酸化）を繰り返します。
　β酸化を「パルミチン酸」を例にして述べます（図 5-8 ①）。パルミチン酸は、図 2-10 で示した炭素数 16 個の飽和脂肪酸です。パルミチン酸は、細胞質内で

「アシル CoA 合成酵素」により、「脂肪酸アシル CoA」になります。これは「パルミトイル CoA」という化合物です（図 5-8 ②）。脂肪酸の「カルボキシル基」が「コエンザイム A」に置き換わったものです。

ここから β 酸化が始まります。1 回の β 酸化（β 位の炭素が酸化されること）により、炭素が 2 個減少します。このときに、「アセチル CoA」、「$FADH_2$」、「NADH」がそれぞれ 1 分子ずつと、「H^+」が生成されます（図 5-8 ③）。パルミチン酸は、炭素数 16 ですから 7 回の β 酸化を受けて、最終的に「アセチル CoA」になります（図 5-8 ④）。

7 回の β 酸化の 1 回ごとに、アセチル CoA、$FADH_2$、NADH、H^+ がそれぞれ 1 分子ずつ生成されますから、合計アセチル CoA が 8 分子、NADH、$FADH_2$、H^+ がそれぞれ 7 分子ずつ生成されることになります。これらの生成された分子は、TCA 回路と、それに繋がる電子伝達系で利用され、生体のエネルギー源である ATP が産生されます。

化学反応式で記述すると、次のようになります（図 5-8）。

$$パルミトイル CoA + 7CoA + 7FAD + 7NAD + 7H_2O$$
$$\rightarrow 8 アセチル CoA + 7FADH_2 + 7NADH + 7H^+$$

1 回の酸化により、多数の、アセチル CoA、$FADH_2$、NADH、H^+ が作られることを示しています。糖質に比較して、脂肪が高能率でエネルギーを産生することができる理由です。

(3) タンパク質

タンパク質は、消化・吸収の段階でアミノ酸に分解されます。アミノ酸の種類により、その後の代謝の過程が少しずつ異なっています。

アミノ酸は、「アミノ基」という「窒素」を含んだ化合物です。これは、生体に必要な物質である窒素源として重要なものですが、このアミノ基（$-NH_2$）があるため、酸化的な分解を受けにくいのです。

したがって、アミノ酸からエネルギーを得るためには、アミノ基を取り除くことが必要になります（図 5-9）。

はじめに、アミノ酸のアミノ基が外され、「α-ケト酸」が生成されます。この反応を「脱アミノ反応」（脱アミノ化）といいます。「α-ケト酸」は、アミノ酸からアミノ基が外れた炭素と水素からなる分子ということになります。これをアミ

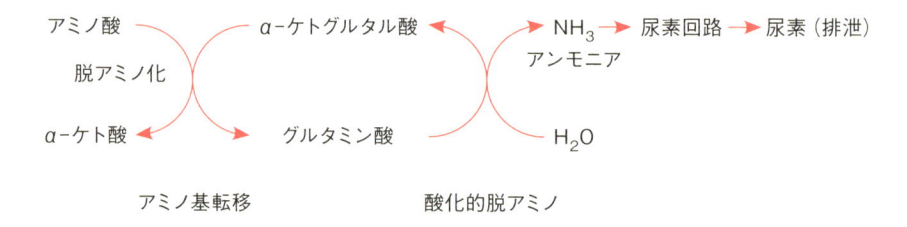

アミノ酸のアミノ基が外されて、α-ケト酸に変わる。
外れたアミノ基はα-ケトグルタル酸と結合し、グルタミンに変わります。

図 5-9　アミノ酸の分解

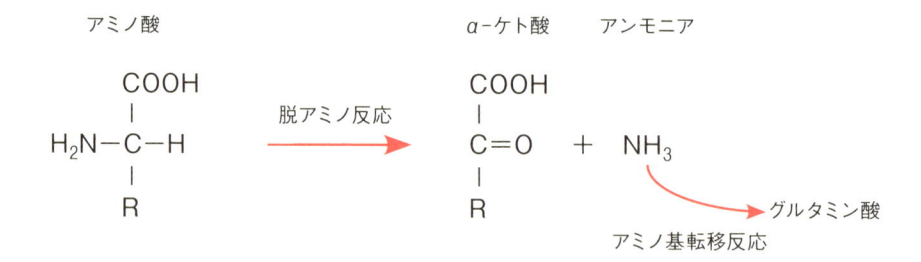

図 5-10　アミノ基転移の反応

ノ酸の分子の「骨格」という表現をすることもあります（図 5-10）。

　外されたアミノ基は、「α-ケトグルタル酸」と結合し、「グルタミン酸」に変えられます。この段階が「アミノ基転移」といわれる反応です。どのアミノ酸も、アミノ基転移を受けますから、アミノ基はすべて「グルタミン酸」に集められるということができます（図 5-10）。

　「α-ケト酸」は、糖新生や脂肪酸の合成に利用されます。糖新生に利用されるアミノ酸を「糖原性アミノ酸」といい、脂肪酸などの合成に利用されるアミノ酸を「ケト原性アミノ酸」といいます。アミノ酸によっては、両方に利用されるものもあります。

　この反応で生成された「グルタミン酸」は、ミトコンドリア中で酸化的に脱アミノされ「α-ケトグルタル酸」となります。「α-ケトグルタル酸」はアミノ基転移で利用され（図 5-9）、また TCA 回路の一員として TCA 回路で使用されます。「酸化的脱アミノ反応」では、アンモニアができてきます。アンモニアは生体にとっ

て有害な物質ですから、尿素回路（**図7-12 後述**）により「尿素」に変えられ、体外に排泄されます。

大部分のアミノ酸は、「糖原性」でもあると同時に「ケト原性」でもあります。以下に分類を示します。純粋なケト原性アミノ酸は、「ロイシン」(Leu)と「リシン」(Lys)だけです。それぞれの代謝の経路を図に示します（**図5-11**）。

① **糖原性アミノ酸（糖新生に利用されるアミノ酸）**
　(a) ピルビン酸を経てオキサロ酢酸になるもの：アラニン、グリシン、セリン、スレオニン、システイン
　(b) α-ケトグルタル酸になりTCA回路に入るもの：グルタミン、プロリン、アルギニン、ヒスチジン
　(c) スクシニル-CoAになりTCA回路に入るもの：イソロイシン、メチオニン、バリン、スレオニン
　(d) フマル酸になりTCA回路に入るもの：フェニルアラニン、チロシン

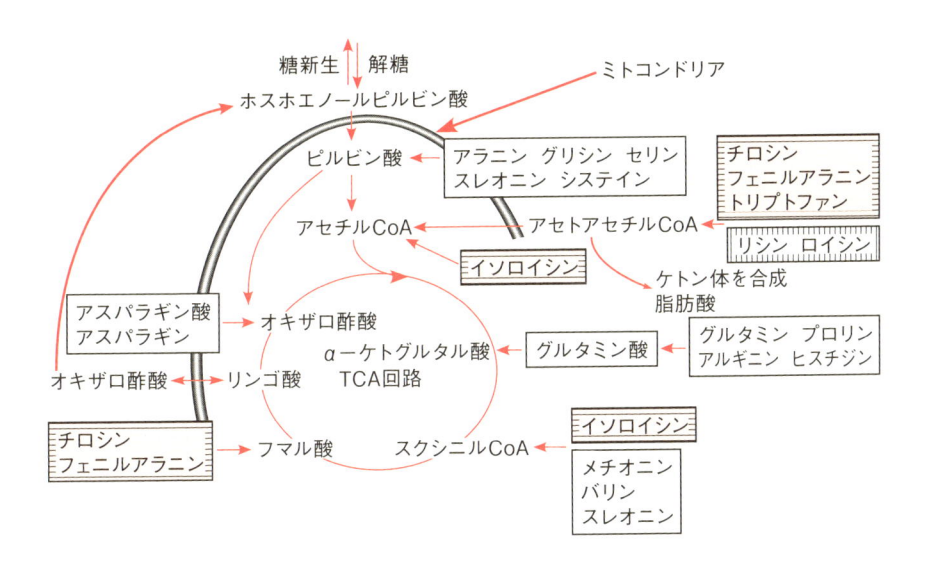

図 5-11　糖原性およびケト原性アミノ酸とTCA回路

(e) オキサロ酢酸になり TCA 回路に入るもの：アスパラギン酸、アスパラギン
②**ケト原性アミノ酸（アセチル –CoA になり脂肪酸の合成などに使用されるアミノ酸）**
　(a) アセトアセチル –CoA になりケトン体の合成に使われるもの：リシン、ロイシン

　リシンとロイシンは、糖新生には利用されません。これらのアミノ酸は、「アセトアセチル CoA」に変化し、さらに「アセト酢酸」になります。

　アセト酢酸は、「β-ヒドロキシ酪酸」というケトン体に変わります。ケトン体は水溶性ですから、血液によって、身体の組織（例えば、骨格筋、心筋、腎臓、脳など）に運ばれます（**図 5-12**）。ケトン体はそれぞれの組織の細胞内で、再び「アセチル CoA」に変えられ TCA 回路で代謝されてエネルギー源となります。とくに、脳では、脳の唯一のエネルギー源であるグルコースが枯渇したときの代替のエネルギー源として重要なものです（**第 10 章参照**）。

　この経路でできる最終産物は「アセトン」ですが、これはエネルギー源にはなりません。揮発性の物質ですので、呼気に含まれて大気中に放出されます。

③**糖原性とケト原性両方の性質を持ったアミノ酸（糖新生にも使われ、アセトアセチル –CoA もつくる）**

　フェニルアラニン、チロシン、トリプトファン、イソロイシンなどがこれにあたります。

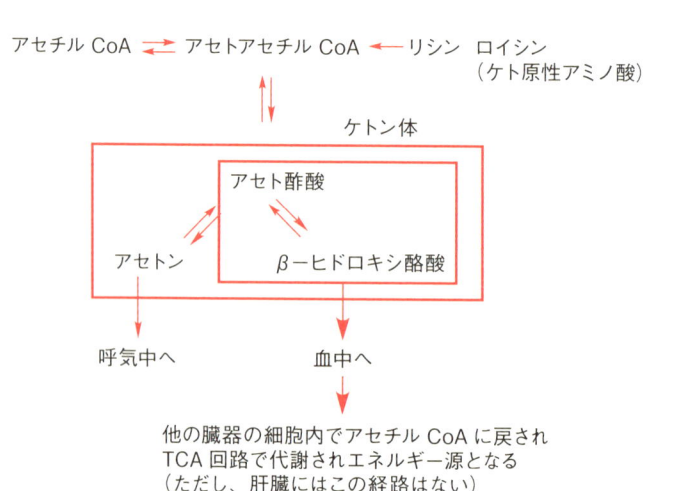

図 5-12 ケト原性アミノ酸の代謝

アミノ酸も最終的には二酸化炭素と水に分解されますが、代謝の過程でアンモニアができます。アンモニアは生体にとって有害な物質ですから、排泄する必要があります。陸棲の脊椎動物のほとんどは、アンモニアを直接排泄するのではなく「尿素」に変えて尿中に排泄します。

　アンモニアから尿素の合成は、肝細胞の細胞質やミトコンドリアの「オルニチン回路」（尿素回路）で行われています。

> **Column　神経伝達物質としてのATP**
>
> 　ATPは、ほとんど全ての生物のエネルギー源であると述べてきましたが、ATPの働きは、それだけに限らず、神経伝達物質としての働きもあります。
>
> 　神経伝達物質は、化学伝達物質ともいわれ、神経の末端から放出されて、情報を次の神経細胞や筋細胞などに伝達する物質です。アセチルコリン、アドレナリン、ドーパミンなどという名前は聞いたことがあると思います。
>
> 　このような伝達物質の一つにATPがあることが分かってきました。同時にATPが痛みを生じさせる物質（発痛物質）であることも知られてきました。
>
> 　発痛物質としてよく知られているものに、ブラジキン、ヒスタミン、カプサイシンなどがあります。これらの発痛物質にあって、ATPは神経性疼痛の物質であることが分かってきました。
>
> 　本書では詳細に述べませんが、ATPは数種類ある受容体と結合して、内臓痛などの痛みを発症します。全ての痛みの原因がATPというわけではありませんが、ATPが結合する受容体を塞いでしまえば、ATPが結合できなくなり痛みを発症することがなくなります。このような薬を「受容体拮抗薬」といいますが、鎮痛剤として開発されています。

第6章

ミトコンドリアの働き

6 ミトコンドリアの働き

　これまで、たびたびミトコンドリアが出てきました。ミトコンドリアは、TCA回路（「TCAサイクル」、「クエン酸回路」）、および、それに続く「電子伝達系」、「酸化的リン酸化」などの役割をもち、効率よくATPを産生します。代謝にとって最も重要な細胞内小器官が、ミトコンドリアです。

　ミトコンドリアは、独自のDNA（mtDNA、ミトコンドリアDNAと言う）と、タンパク質合成を行う顆粒（リボゾーム）を持っていて、自己増殖能力があります。ただ、ミトコンドリアに必要な遺伝情報の一部は、細胞側の核のDNAに含まれているので、ミトコンドリアが細胞外で、単独で存在することはできません。もちろんエネルギーの産生ということから、細胞はミトコンドリアなしでは生存できません。

　これらのことから、ミトコンドリアは、その昔、1個の独立した生物として存在していたものであり、それが進化の過程で細胞内で共生（細胞内共生）するようになったものと考えられています。

　まず、ミトコンドリアはどのようなものかを、微細構造から見ましょう。

　ミトコンドリアは、細胞内の微細構造、いわゆる細胞内小器官ひとつです。内外の2重膜とマトリックス（基質）からなります。外側の膜を外膜といい、内側の膜が内膜です。両者の膜の間の空間が「膜間腔」です。内膜は複雑に曲がっており、櫛のように見えるところから「クリステ」といいます（図6-1）。内側の空間の部分が「マトリックス」です。前述の「ミトコンドリアDNA」やタンパク質の合成に関与する「リボゾーム」はここにあります。

　本題のミトコンドリアの働きに話を進めます。ミトコンドリアのTCA回路に入る前の各栄養素の状態をみてみましょう。

　解糖系によって分解を受けた「グルコース」は、最終的に「ピルビン酸」になります（図5-3、5-4）。

　脂肪は、「脂肪酸アシルCoA」に変わり、脂肪酸アシルCoAは前に述べた「β酸化」を受けて、「アセチルCoA」に変えられました（図5-5、5-6、5-7）。

　これらの物質は、ミトコンドリアの「外膜」を通過し、さらに「内膜」を通過して「マトリックス」に入っていきます。

　もう一つの栄養素であるタンパク質は、アミノ酸に分解されます。その後、アミノ酸は「ピルビン酸」や「アセチルCoA」に変わり、あるいはTCA回路の中の中間産物になって、直接TCA回路に組み込まれていくものがあります（図5-9、5-10、5-11）。

　これで、三大栄養素が「TCA回路」に入るための材料ができたわけです。大事なことは、すべての栄養素は、この回路に入ってエネルギーに変わっていくということです（図6-2）。

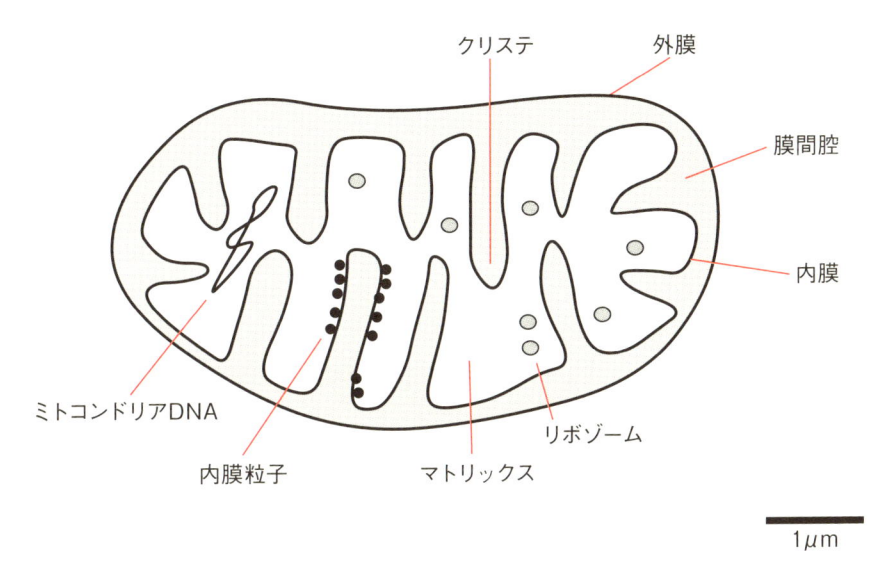

図 6-1 ミトコンドリアの模式図

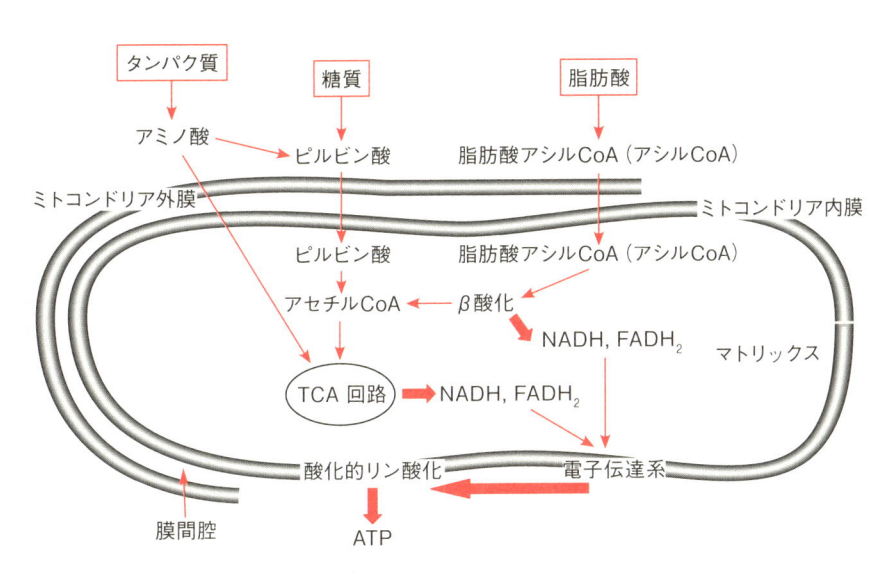

図 6-2 ミトコンドリア内における反応

6-1 TCA回路

　　TCA回路（TriCarboxylic Acid cycle）は、ミトコンドリアのマトリックスで行われている9段階からなる環状の代謝経路です（図6-3）。「アセチルCoA」は、「クエン酸」に変えられ、図中に示した物質に、順次変えられて行きます。そして、「オキザロ酢酸」になり、再び「クエン酸」に戻り、この反応系が繰り返されています。このため、TCA回路（TCAサイクル）と言われます。

　　TCA回路は、好気的代謝に関する最も重要な生化学反応回路で、酸素呼吸を行う生物全般に見られる系です。ただし、この回路では、ATPは産生されません。

　　TCA回路で作られる物質は、「NAD」（ニコチンアミドアデニンジヌクレオチド）の還元型の「NADH」と、「FAD」（フラビンアデニンジヌクレオチド）の還元型の「$FADH_2$」という物質です。「NADH」は、次に述べる「電子伝達系」で、多くの脱水素酵素の補酵素として働いています。

　　一般的には、酸化型であることを示すために、NADではなく「NAD^+」（酸化型）と書くこともあります。これに2個の電子を受けたものが、上に見られる還元型の「NADH」です。

　　NADHは、ミトコンドリアの内膜に存在する「電子伝達系」に働いて、ここでたくさんのATPが作られます。TCA回路は生体内の反応ですから、当然各段階で酵素が働いていますが、ここでは省略しました。

6-2 電子伝達系

　　電子伝達系は、好気呼吸を行う代謝系の最終段階の反応系で、真核細胞ではミトコンドリアの内膜にあります（図6-4）。電子伝達系を一言で述べると、ミトコンドリアの「マトリックス」と「膜間腔」の間に「プロトン」（水素イオン）の濃度差を作り、そのプロトンの濃度勾配を利用してATPを生成する系です。

　　ミトコンドリアの内膜には、電子伝達系に関与する、いくつかの酵素および補酵素の複合体（図6-5 複合体Ⅰ、Ⅱ、Ⅲ、Ⅳ、Ⅴ）が、クリステ*の膜に存在します。これを内膜粒子*といいます。

　　補酵素として、TCA回路で生成された「NADH」（ニコチンアミドジヌクオチドといい、NAD^+の還元型）や、「$FADH_2$」（フラビンアデニンジヌクレオチドといい、FADの還元型）が利用されます。「$FADH_2$」は、「コハク酸」が酸化されて

＊　クリステ：ミトコンドリアは2重の膜構造で、内側の膜を内膜といいます。内膜はくしのように内側に伸びています。この部分をクリステ（くし）といいます。クリステに付着している粒子状のものが内膜粒子です。

＊　内膜粒子：この粒子の実体は、酵素および補酵素の複合体（複合体Ⅰ、Ⅱ、Ⅲ、Ⅳ、Ⅴ）です。

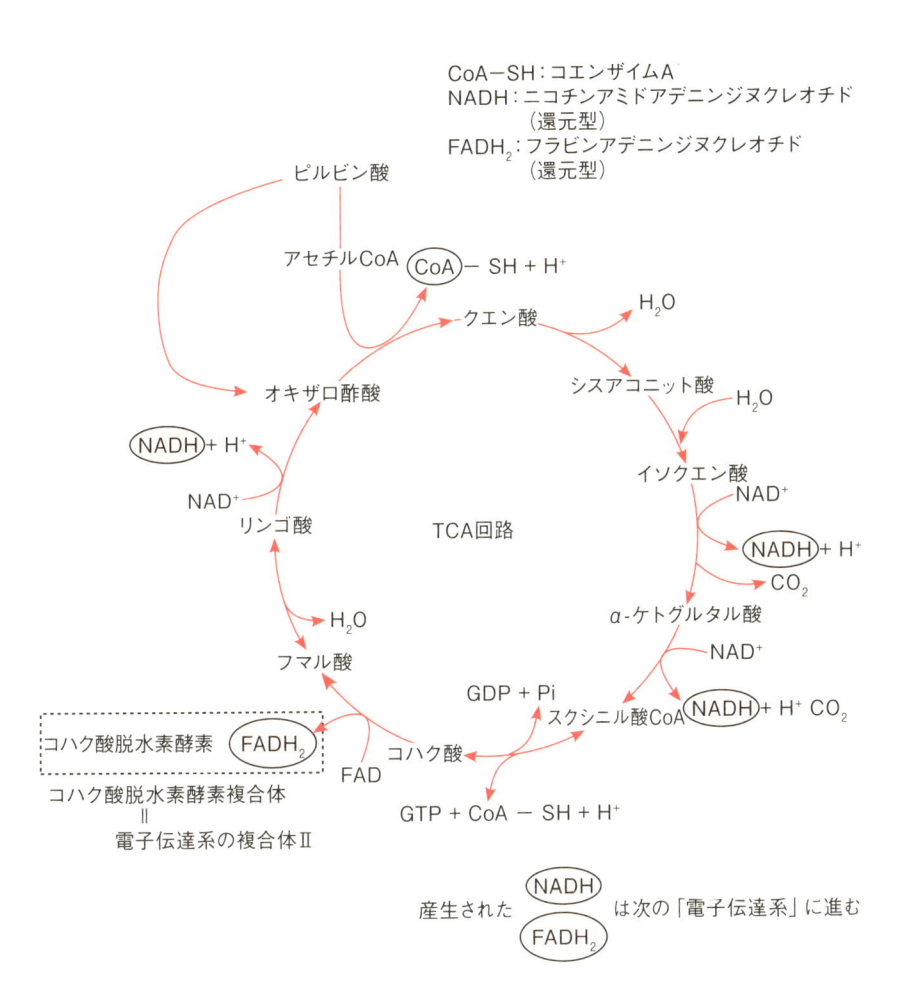

図6-3　TCA回路

「フマル酸」に変わるときに産生されます（図6-3を参照）。物質の還元型とは、電子を受け取った状態のことで、エネルギー準位の高い状態になっています。

　図6-5で、「複合体Ⅰ」で放出された電子（e^-）は、「複合体Ⅱ」に伝達されます。このときに、プロトン（H^+）が膜間腔に輸送されます。

　「複合体Ⅱ」は、TCA回路で作られてきた「コハク酸脱水素酵素」と「$FADH_2$」の複合体です（図6-3参照）。ここでも、電子が放出され、同時に「水素イオン」が膜間腔に出されます。「複合体Ⅰ」、および「複合体Ⅱ」で生じた電子は、「CoQ」（コエンザイムQ、補酵素Q）を介して、「複合体Ⅲ」に伝達されます。

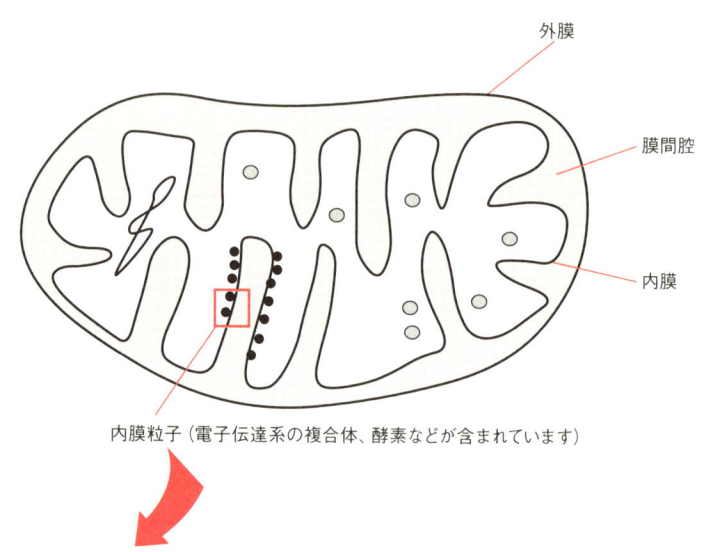

図6-4 内膜粒子と電子伝達系

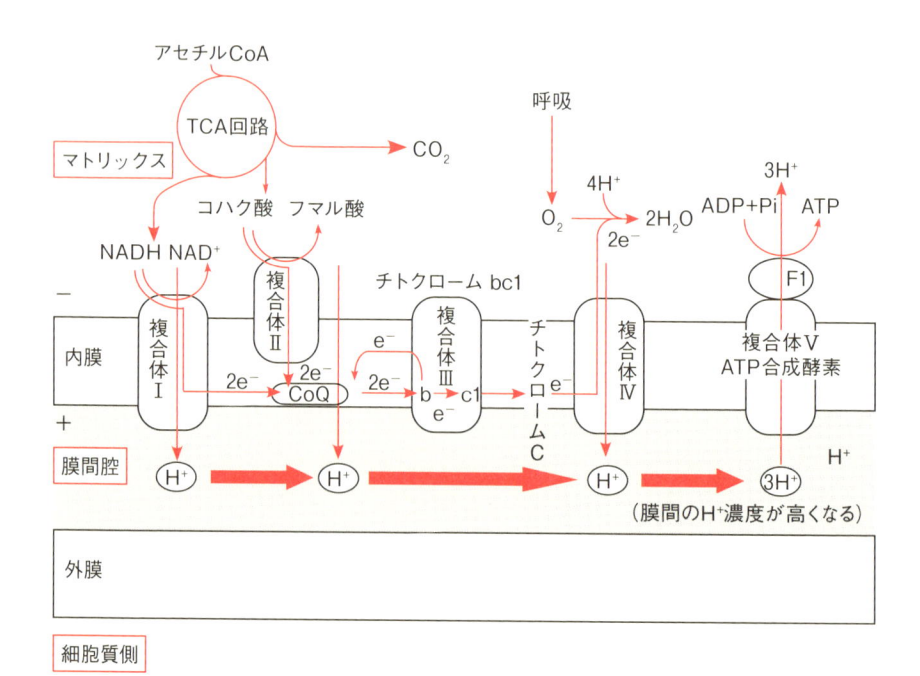

図6-5 電子伝達系

CoQ（コエンザイムQ）の名前は、よく聞く名前かもしれません。「コエンザイムQ10」という名称で、サプリメントとしても販売されているものです。あるいは「ユビキノン」という名称も用いられています。

　「複合体Ⅲ」は、「チトクローム bc1」（あるいはシトクローム bc1（Cyt bc1））といわれるタンパク質で、電子（e^-）を「チトクローム c」に伝達します。そして、最終的な電子（e^-）の受容体である「複合体Ⅳ」に伝達されます。

　「複合体Ⅳ」は、マトリックス内で、伝達されてきた「電子」と「水素イオン」、および呼吸で得られた「酸素」を結合させ、「水」に変えます。このように、複合体が電子を次々に伝えていくため「電子伝達系」といわれます。

　ここまでの反応によって「プロトン（H^+）」が膜間腔に出され、膜間腔の水素イオン濃度が高くなり、濃度勾配ができます。同時に、膜間腔とマトリックスの間で電位差を生じます（**図6-5中の＋、－**）。膜間腔の方が、マトリックスよりも電位が高くなっています。これらのことから、プロトン（H^+）は、膜間腔からマトリックスに移動します。このときに「ATP合成酵素（複合体Ⅴ）」が働いてATPが生成されます。ここでは「ATP合成酵素」を「複合体Ⅴ」として記述していますが、ATP合成酵素は電子伝達系に関与するものではないことから、「複合体Ⅴ」といわないこともあります。なお、ATP合成酵素（複合体Ⅴ）の酵素活性の部位は、**図6-5**中のサブユニット「F1」であることがわかっています。

　実験によると、3個の水素イオンがマトリックスへ再流入するときに、1分子のATPが作られることが知られています。これを化学式で表すと、次のようになります。

$$ADP + Pi + 3\,H^+\,out \rightarrow ATP + 3\,H^+\,in$$
　　（H^+ out は膜間腔のプロトン（H^+）であり、H^+ in はマトリックスのプロトン（H^+）です）

　この電子伝達系が働くためには、酸素が不可欠であることがわかります（複合体Ⅳ）。これがミトコンドリアにおける好気的呼吸といわれるもので、「酸化的リン酸化」ともいわれます。解糖系のような嫌気的呼吸によるATPの合成と比べると、効率よくATPを作り出すことができます。

　例えば、すでに述べた解糖系では、1分子のグルコースから2分子のATPしか産生されませんが、ミトコンドリアにおける好気的呼吸による「電子伝達系」を使うと、1分子のグルコースから38分子のATPが合成されるのです。

　ミトコンドリア内（マトリックス）で生成されたATPは、マトリックスから細

胞質内へ出なければエネルギー源とはなりません。ミトコンドリア内（マトリックス）の ATP は、「ATP-ADP 輸送体」（ATP-ADP トランスロケータといいます。図には示していません）により、ミトコンドリアから細胞質内に輸送され、それと交換に、細胞質内の「ADP」がミトコンドリア内に輸送されます。

　ここまでで、摂取した食物が消化され、それが体内に吸収されてエネルギー源である ATP が産生される過程を見てきました。

　次章からは、いくつかの臓器について、その臓器特有のエネルギー代謝について述べていきます。

Column　ミトコンドリアイブ

　ミトコンドリアには、ミトコンドリア DNA（mtDNA）という独自の DNA を持っています。おもしろいことに、ミトコンドリア DNA は、全て母親由来のものだけです。つまり母性遺伝ということです。父親由来のミトコンドリアは、受精した後、分解されてしまいます。

　一方、細胞の遺伝を見ますと、例えば、数字を少なくするために自分の 4 代前の祖先から見てみましょう。祖先の数は 2 の 4 乗＝ 16 人になります。この人たちの染色体が自分の核の中に引き継がれています。

　染色体の数は 46 本ですから、16 人の染色体の数は 16 × 46 ＝ 736 本です。その 736 本のうちの 46 本の染色体が自分に含まれているわけです。祖先を遡ればのぼるほど、その数は増えていきます。染色体を見て祖先の研究をするというのは困難なものです。

　それに対して、mtDNA は全て同じですから、母系の祖先にたどり着くことができるわけです。その祖先に「ミトコンドリアイブ」と愛称が付けられました。もう少し丁寧な言い方をすれば、現生人類に最も近い共通の「女系」祖先ということになります。

　mtDNA の型を分類し、その系統を調べて人類の祖先を探ると、ヒトは約 20 万年前にアフリカに生存していたことが分かります。いわゆるアフリカ単一起源説を支持することになりました。

　このようなことから、ミトコンドリアイブとは、ある特定の個人を指し、ヒトは全てこの一人の女性から生まれ増えていったと言う誤解が生じるようになりました。一般的にはミトコンドリアイブというとこちらの意味のように使われますが、これは誤りです。

第7章

肝臓における代謝

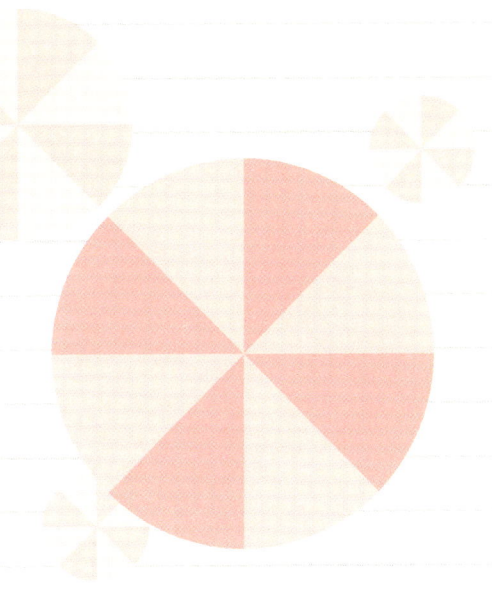

7 肝臓における代謝

7-1 肝臓の構造と血液循環

　代謝にとって重要な働きを担っている肝臓から見ることにしましょう。肝臓は、重さ約 1200〜1500g（体重の 1/50 ほど）の人体でもっとも重い臓器です（図7-1）。

　肝臓は、大きく 2 つに分けられます。大きい方が「右葉」、小さい方が「左葉」です。中央に近い右葉の部分には、血管（門脈、肝動脈）、総胆管、神経が走行しています。肝静脈は、肝臓の上部に集合し下大静脈に入っています。

　肝臓は、ほかの臓器と異なる独特の血液循環系をもっています。肝臓に入る血管は、「肝動脈」（固有肝動脈）と「門脈」があります。

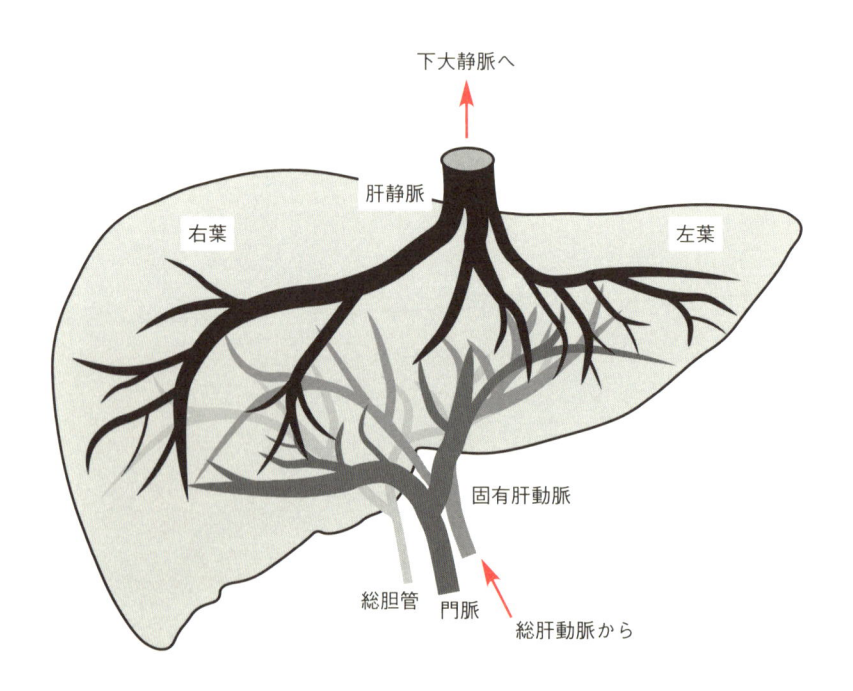

図 7-1　肝臓の形態と血管系

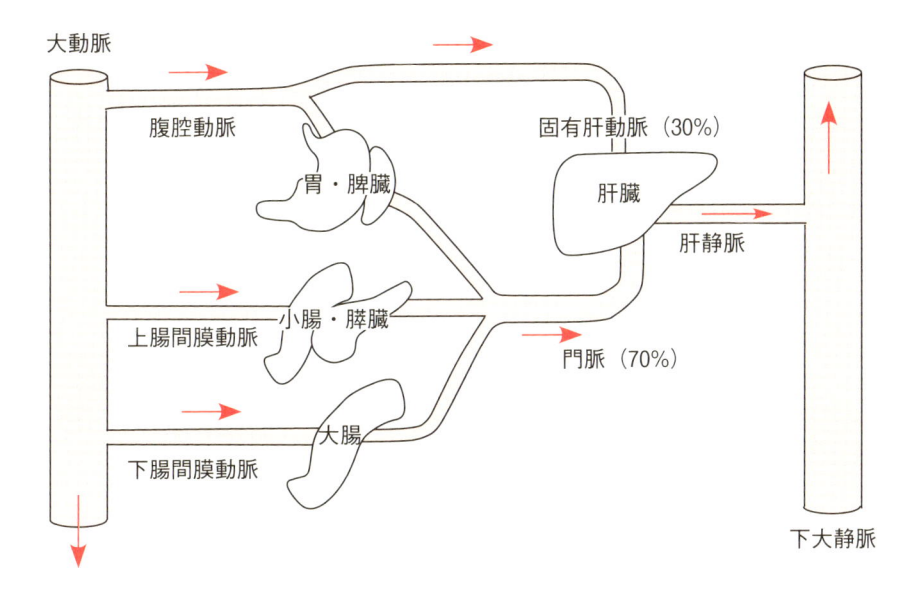

図 7-2　肝臓およびその周囲の臓器の循環系

　肝動脈には、心拍出量の約4分の1（毎分約1.2ℓ）の血液が流れており、「酸素」を運搬、供給しています。固有肝動脈で供給される血液は、肝臓の循環量の約30%です。
　一方の門脈は、胃、小腸、大腸、膵臓、脾臓からの静脈が集合した血管で、消化・吸収された「栄養分」が含まれています。これは肝循環量の約70%にあたります。
　肝臓は、このように動脈と静脈が集合して送り込まれているという特殊な循環系を持っています（図7-2）。肝臓の循環系は、次のようになっています。

　　固有肝動脈 ⇒ 小葉間動脈 ⇒ 類洞 ⇒ 中心静脈 ⇒ 肝静脈 ⇒ 下大静脈
　　門　　　脈 ⇒ 類洞 ⇒ 中心静脈 ⇒ 肝静脈 ⇒ 下大静脈

　「小葉間動脈」、「類洞」、「中心静脈」については、次項の肝臓の構造で述べます。
　肝臓の構造を、「肝小葉」を中心に見ていきましょう。肝臓は大きく右葉と左葉に分けられますが、機能的にみると分化は少なく、同じような働きを持った組織の集合といえます。

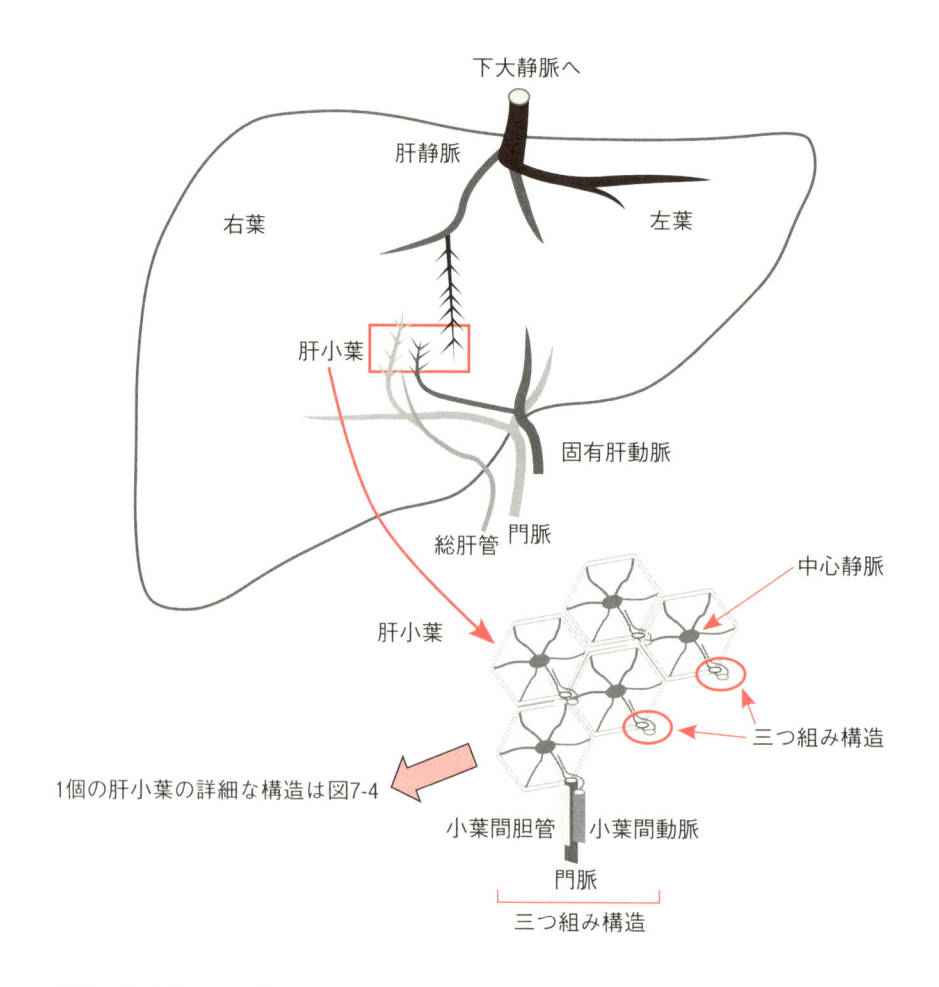

肝臓は肝小葉という基本的な構造が集合したものです。肝小葉には門脈、小葉間動脈、小葉間胆管が入っています。これらを三つ組み構造といいます。

図 7-3　肝臓の構造

　肝臓をミクロのレベルで観察すると、「肝小葉」という基本的な単位が集合したものであることがわかります（**図 7-3、7-4、7-5**）。1 個の肝小葉は 1 mm ほどで、6 角形ないしは多角形をしています。高さも、1〜2 mm ほどです。肝小葉の中心には中心静脈があり、最終的には肝静脈につながっています。肝細胞は、中心静脈から放射状にならんでいます。肝細胞の間を走行している毛細血管を「類洞」といいます。（**図 7-4、7-5**）。

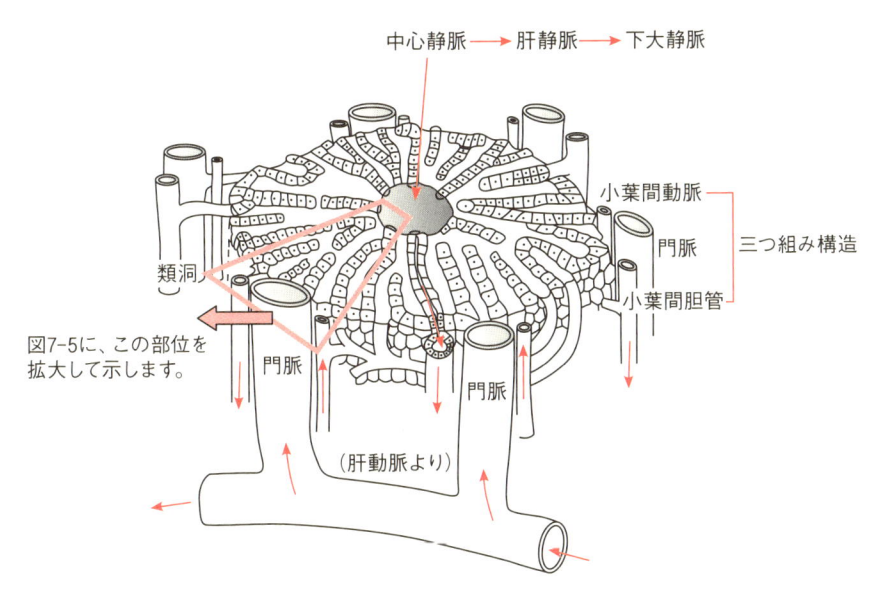

図7-4 肝小葉の構造

　肝小葉には、小葉肝動脈、門脈、小葉間胆管といった循環系、分泌系の管がありますが、これを「三つ組み構造」といいます。肝小葉を形成している、最も基本的な構造を図7-5に示します。
　「類洞」は、門脈からの静脈血と、小葉間動脈からの動脈血とが混ざり合って流れています。したがって、小腸で吸収されたグルコースやアミノ酸は、門脈を

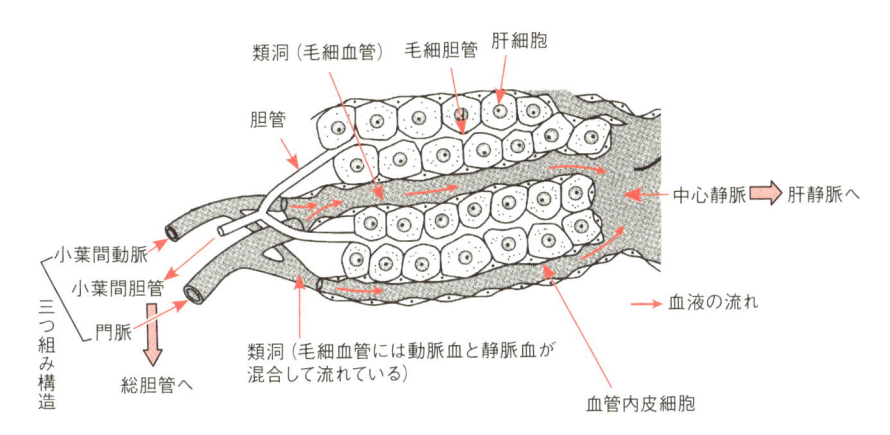

図7-5 肝小葉の構造と血液、胆汁の流れ

通って類洞に入ります。類洞の血管内皮細胞には小孔があり、この孔を通して血液から肝細胞へ物質が取り込まれています。

　類洞を流れた血液は、中心静脈に集まり、さらに集合して肝静脈になり、最終的に下大静脈に環流します。このように他の臓器には見られない血液の環流があるため、肝臓は多くの機能を果たしているのです。

7-2 肝臓の働き

　はじめに概略を述べてから、詳細に扱うことにします。

(1) 代謝機能（合成）

　糖や脂肪（コレステロール）、タンパク質（アルブミン、凝固因子）などを、代謝、合成しています。人体に必要な物質のほとんどが、肝臓で合成されています。ただし、必須アミノ酸や必須脂肪酸やビタミン類は合成できません。

(2) 代謝機能（分解）

　アンモニア（NH_3）や「間接ビリルビン」、薬物などを、分解、排泄、他の物質への変換などを行っています。

　間接ビリルビンとは、赤血球中の「ヘモグロビン」が分解されて生じる物質です。赤血球は、古くなって寿命（約120日）を迎えると、脾臓や肝臓などで分解されます。赤血球中のヘモグロビンも分解され、「グロビン」と「ヘム」になります。グロビンはアミノ酸に分解され、タンパク質の再合成に利用されます。ヘムは、間接ビリルビンへと分解されます。間接ビリルビンは水に不溶ですが、血漿中のタンパク質アルブミンと結合して肝臓に送られ、胆汁中に放出されます。

(3) 胆汁生成と分泌

　胆汁は、1日あたり500〜800ml生成、分泌されています。肝細胞で作られた胆汁は、毛細胆管から小葉間胆管に集められ左右の肝管に入り、最終的には総肝管に集められて肝臓から出ていきます（図7-3、7-4、7-5）。

　この他に、細菌や有害物の貪食や肝循環の調整、血清のNa^+やK^+の調整などの機能があります。

　次に上の(1)、(2)の代謝機能について詳しく見ていきましょう。

7-3 糖質の代謝

(1) グリコーゲンの貯蔵

　糖質は、最終的に「グルコース」(単糖類)に分解され、小腸から吸収され、門脈を通り肝臓に運ばれ、肝静脈を経て全身に供給されます。摂食時には、血中のグルコースの濃度が高くなりますが、血糖量が多くなると「グリコーゲン」に変えて貯蔵しています。肝細胞は、門脈血からグルコースを取り込み、肝静脈へのグルコースの供給を抑え、血糖量を一定に維持するようにしています。

　肝細胞は、筋肉とともにグリコーゲンの主な「貯蔵庫」です。肝臓の重量の約8%(約120g)までのグリコーゲンを貯蔵できます。これに対して、骨格筋では約1%ほどです。

　肝細胞に取り込まれたグルコースは、「グルコース6-リン酸」に変えられ、さらに「グルコース1-リン酸」に変えられ「ウリジン3-リン酸(UTP)」と反応して、「ウリジン2-リン酸グルコース」となります。つぎに「グリコーゲン合成酵素」によりグリコーゲンが合成されます。肝細胞では、このようにしてグルコースがグリコーゲンに変えられ貯蔵されています。

　反対に、グルコースが必要なときは、グリコーゲンが「ホスホリラーゼ」により分解され、「グルコース1-リン酸」となり、「グルコース6-リン酸」ができ、「グルコース6-ホスファターゼ」によりグルコースに変換され、血中に放出され全身に供給されます(図7-6)。

　肝細胞ではグルコースを作り、他の組織に送り出しています。さらに糖新生という仕組みによっても、グルコースが作られています。糖新生については次項で扱います。

　筋細胞は、「グルコース6-リン酸」からグルコースを作りだす酵素「グルコース6-ホスファターゼ」がありませんので、グルコースを消費するだけです。両者の違いを図7-7に示しました。

　血糖量は、いくつかのホルモンによって調節されています。血糖を上げるものとしては、「グルカゴン」(膵臓のランゲルハンス島のα細胞から分泌)、「アドレナリン」(副腎髄質から分泌)、「コルチゾール」(糖質コルチコイド　副腎皮質から分泌)、さらに「成長ホルモン」(脳下垂体前葉から分泌)があります。

　生命維持の上で、血糖量が減少することは生命維持にとって大変なことです。とくに脳のエネルギー源はグルコースに頼っているので、低血糖は精神症状や意識喪失などを引き起こすこともあります。このようなことから、生体では血糖量

7　肝臓における代謝

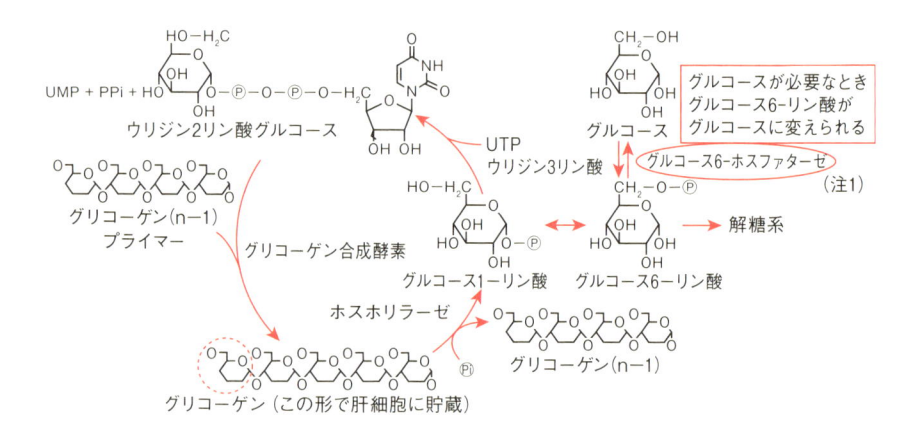

(注1) この酵素は筋細胞には存在しません。したがって、筋細胞ではグルコースが合成されることはなくグルコース6-リン酸から直接解糖系に進みエネルギー源となります。

図 7-6　肝臓におけるグリコーゲンの合成

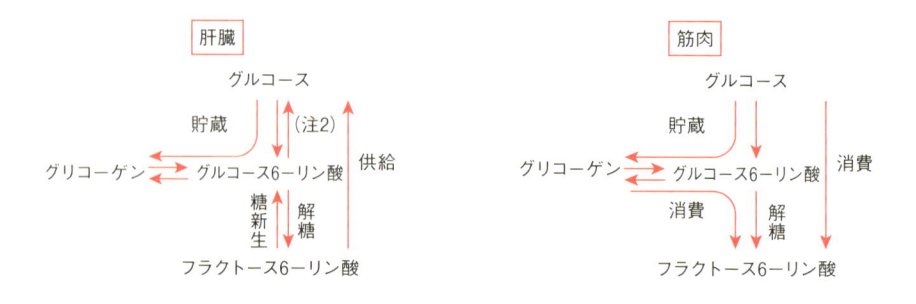

(注2) 図7-6で述べましたグルコース6-ホスファターゼです。筋細胞にはこの酵素はありません。また、糖新生に関与する酵素もないのでグリコーゲンの分解で生成されたグルコース6-リン酸は、そのまま解糖系に進みエネルギー源となります。

図 7-7　肝臓と筋におけるグリコーゲンの合成と代謝

を上昇させる機構が何重にも備えられています。

　一方、血糖量を下げるホルモンは、ただ一つ「インスリン」だけです。インスリンは、膵臓のランゲルハンス島のβ細胞から放出されるホルモンです。

　インスリンは骨格筋に作用して、血液中のグルコースの吸収を促進させることで、血糖量を下降させます。肝細胞内では、糖新生の抑制、グリコーゲン合成酵素を活性化させ、グリコーゲンの合成を促進させ蓄積します。インスリンはまた、

脂肪細胞や肝臓で取り込んだグルコースを中性脂肪に変換し、蓄積するのを促進します。

7-4 糖新生

　グルコースは、脳の唯一の栄養源です。したがって、低血糖に陥らないようにしなければなりません。グルコースが不足するときには、グリコーゲンを分解して、グルコースを生成するのも、その一つの方法です。空腹時や絶食時、あるいは糖質の食事が不足している時には、血中のグルコース濃度は低下します。この濃度を維持するために、解糖系とほぼ逆の反応によってグルコースを作り出しています。

　ただし、材料となる物質は糖類ではなく、アミノ酸、ピルビン酸、乳酸といった糖以外の物質です。これらの物質からグルコース（糖）を作り出します。この過程を「糖新生」といいます。

　図 7-8 は糖新生の経路ですが、解糖系と同じような図です。文字通り、解糖系が逆に進行するのが糖新生ということです。多くの酵素は可逆的に作用します。図中の両方向の矢印で示している反応です。ただし、すべての反応が可逆的に進むものではないので、解糖系とは別の酵素が働いている反応もあります。そのような反応には、解糖系とは別の酵素がちょうどバイパスのような形で働いています。

　例えば、ピルビン酸は、直接「ホスホエノールピルビン酸」には変換されません。いったん、「ピルビン酸カルボキシラーゼ」によって、「オキザロ酢酸」に変換されます（図 7-8(1)）。そして、「オキザロ酢酸」は、「ホスホエノールピルビン酸カルボキシキナーゼ」（図 7-8(2)）という酵素で、「ホスホエノールピルビン酸」に変えられます。このようにして、図の上の方向（グルコース合成の方向）に反応が進んで行きます。最終的に、「グルコース 6-リン酸」が「グルコース」になる反応は「グルコース 6-ホスファターゼ」という酵素によって行われています（図 7-8(4)の反応）。

　アミノ酸は、そのままでは糖にはなりません。まず、アミノ酸の「アミノ基」（$-NH_2$）が取り除かれます（脱アミノ化）。脱アミノ化された残りの炭素骨格が、糖新生に使われます。

　糖新生に使用されるのはほとんどすべてのアミノ酸ですが、これらのアミノ酸

```
                                    グルコース
                                    (4) ↓↑ *
グリコーゲン ⇔ グルコース1－リン酸 ⇔ グルコース6－リン酸
                                    ↑
                                 フルクトース6－リン酸
                                    (3) ↓↑ *
                                 フルクトース1,6－二リン酸
                                    ↑
            グリセロアルデヒド3－リン酸 ⇔ ジヒドロキシアセトンリン酸
                        ↑
                 3－ホスホグリセロリン酸
                        ↑                           *解糖系の反応
                 2－ホスホグリセロリン酸
                 ホスホエノールピルビン酸
                        ↑ *
                     ピルビン酸
                        ↓ *
```

(1)～(4) 糖新生で利用される酵素
　　(1) ピルビン酸カルボキシラーゼ
　　(2) ホスホエノールピルビン酸カルボキシキナーゼ
　　(3) フルクトース1,6ビスホスファターゼ
　　(4) グルコース6－ホスファターゼ

□ 糖原性アミノ酸
▥ ケト原性アミノ酸
▤ 糖原性、ケト原性アミノ酸両方の性質を持つアミノ酸

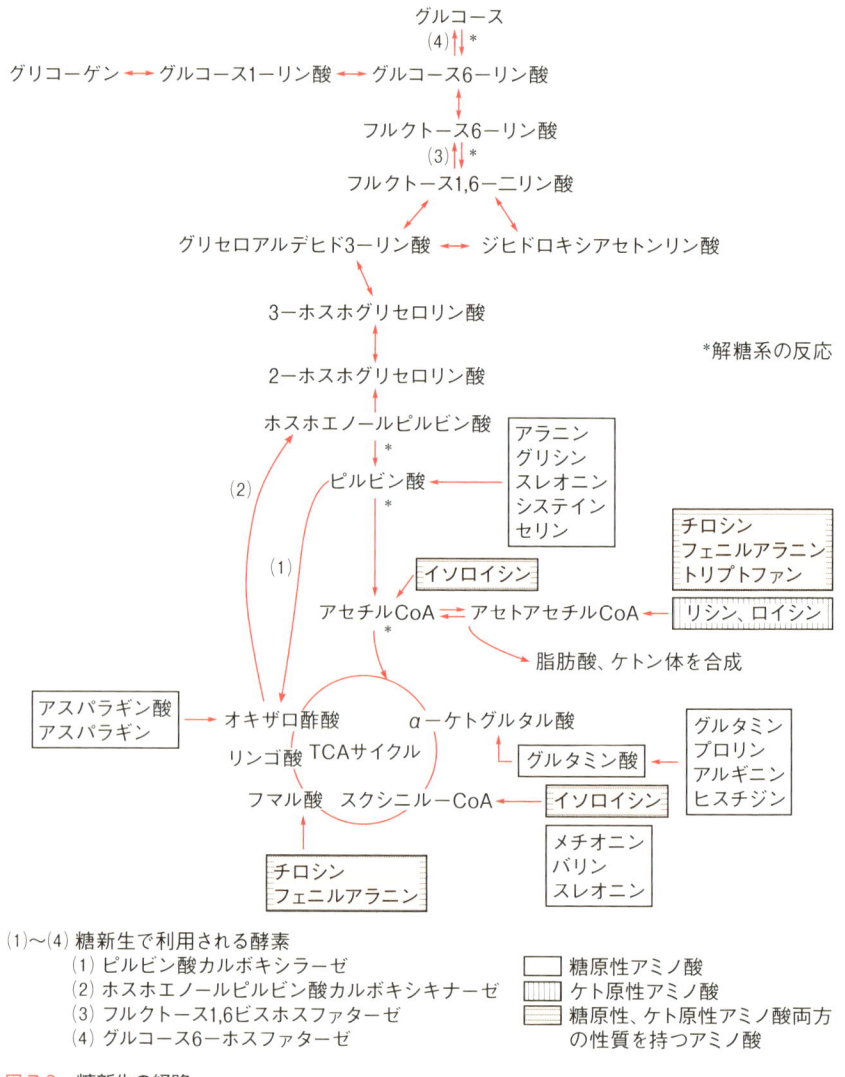

図7-8　糖新生の経路

を「糖原性アミノ酸」といいます（**図7-8**）。それぞれのアミノ酸は、異なった経路でTCA回路に入りますが、最終的にTCA回路にある「オキザロ酢酸」になり、ここから「ホスホエノールピルビン酸カルボキシキナーゼ」によって「ホスホエノールピルビン酸」になります。ここからは、解糖系の逆の反応になり、グルコースが作られます。

20種のアミノ酸のうち、「ロイシン」と「リシン」以外は、糖新生に利用されるアミノ酸です。ロイシンとリシンは「ケト原性アミノ酸」というアミノ酸で、糖新生ではなく「ケトン体」や脂肪酸の合成に使用されます。ケトン体は、グルコースの代替エネルギー源になるもので、脳のエネルギー源となることができる物質です。

　糖新生のほとんどは肝臓で行われていますが、それ以外に腎臓でも行われています。

　ところで、脱アミノ化によって発生した「アミノ基」は「アンモニア」になりますが、アンモニアは身体にとって有害な物質ですから、体外に排泄する必要があります。この後に述べる「オルニチン回路」によって、尿素に変えられ腎臓から尿中に排泄されています。

7-5 ケトン体の生成

　肝細胞のミトコンドリアにおける脂肪酸やアミノ酸（ケト原性アミノ酸）の代謝が進むと、「アセチルCoA」がたくさん生成されるようになります。この「アセチルCoA」は、TCA回路とは別の経路に入り、「アセト酢酸」、「β-ヒドロキシ酪酸（3-ヒドロキシ酪酸）」、「アセトン」に変えられます（図7-9）。この3種類の化合物をケトン体といいます。

　ケトン体は骨格筋、心臓、腎臓あるいは脳のエネルギー源となる重要な物質です。ただし、アセトンはケトン体生成の最終産物ですから、エネルギー源にはなりません。アセトンは揮発性が高いので呼気中に排泄されます。

　ケトン体の特徴は、水溶性の物質ということです。肝臓で生成されてから血流によって容易に運搬されます。肝細胞以外の細胞に運ばれたケトン体（アセト酢酸、β-ヒドロキシ酪酸）は、その細胞のミトコンドリア内で「アセトアセチルCoA」を経由して「アセチルCoA」に変えられ、TCA回路に入ります。このようにして、その細胞のエネルギー源となっています（図7-9）。

　肝臓には、これらを代謝する酵素が無いので、肝臓は水溶性のアセト酢酸、β-ヒドロキシ酪酸を生成し、血中に移行し他の組織でエネルギー源として供給しています。

　ケトン体は、血中に存在するエネルギー源として、筋肉をはじめとして多くの組織で利用されます。とくに、脳の栄養源として重要です。脳の細胞は、通常は

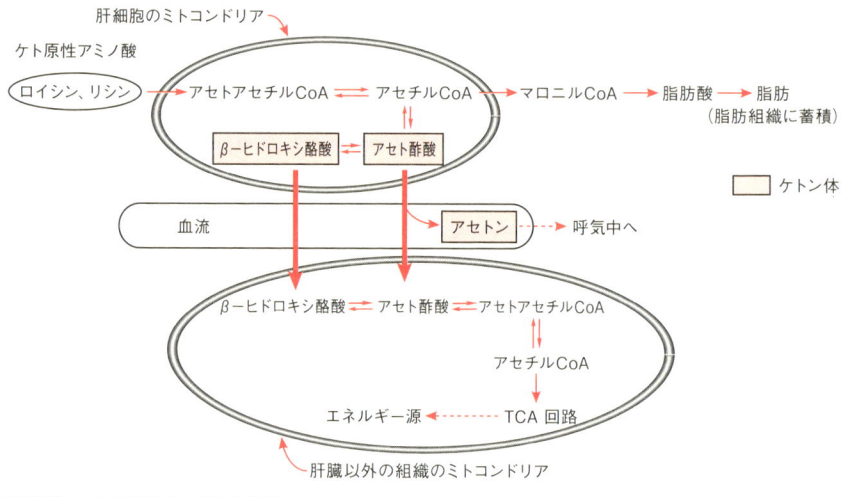

図7-9 ケト原性アミノ酸の代謝

　グルコースだけを栄養源としていて、他の物質、例えば脂肪酸などをエネルギー源として利用することができません。詳細は脳・神経系の代謝の項で述べますが、脳には「血液脳関門」といわれる構造があり、栄養源としてはグルコース以外の物質が神経細胞に入ることがないようにしています。脳は人にとって大事な組織ですから、厳重に守られているわけです。しかし、飢餓時などグルコースが枯渇するような場合には、ケトン体が代替エネルギー源になります。

　ケト原性アミノ酸は、アセチルCoAからマロニルCoA経由して、脂肪酸に合成されます（図7-9）。合成された脂肪酸は、脂肪となり脂肪組織に蓄積されます。

7-6 タンパク質の代謝

　人の身体にあるアミノ酸は、食事から得られるタンパク質に由来するアミノ酸と、身体にあるタンパク質に由来するアミノ酸が混合して存在します。そして、それらのアミノ酸は、新しいタンパク質の合成原料やエネルギー源として利用されています。

　体内にあるタンパク質は、時間の長短はありますが、何日という単位で、常に

新しいタンパク質に合成されて入れ換わっています。それらの新しいタンパク質を生成するために、アミノ酸が使われます。正常な状態では、体内には約25gの「遊離アミノ酸」（他の物質と結合していないアミノ酸として存在するもの）があり、血液中と筋肉中に存在しています。これを「アミノ酸プール」といいます（図7-10）。プールといっても、特別な構造があって、そこに貯められているわけではありません。文字通り、溶けて遊離した状態で存在しています。血液中には2～3gの遊離アミノ酸があり、約23gが筋肉中に存在しています。これらがアミノ酸プールとしての容量になります。そして、アミノ酸プールのアミノ酸の量は、ほぼ一定に維持されています。

　1日で、成人が必要とされるタンパク質は、体重1kgあたり1.5～2gとされています。かりに体重50kgの人が、100gのタンパク質を摂取したとします。健康的な状態では、摂取したタンパク質の量と同じ量のタンパク質が代謝され排泄されています。つまり、収支バランスが等しいわけです。タンパク質は、常に分解と合成を行っています。もちろん摂取したものが、そのまま排泄されているということではありません。

　タンパク質は、1日あたり約300gが分解され、約200gが合成されています。

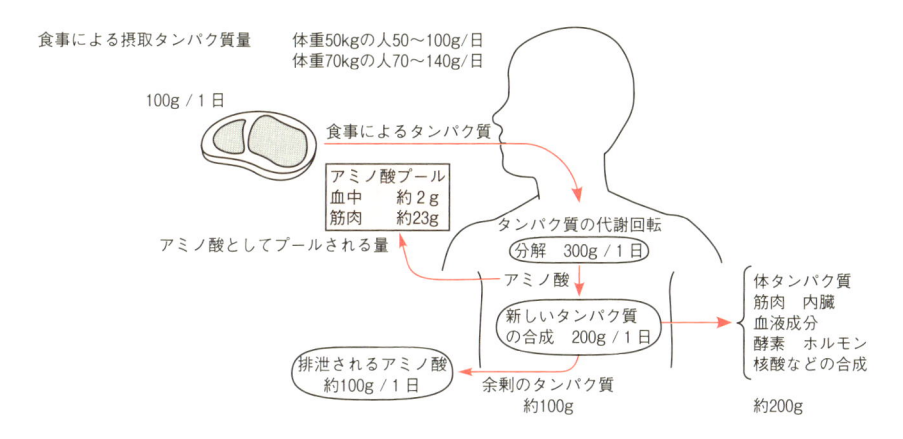

正常では1日あたり300gのタンパク質が分解され、約200gが新しいタンパク質の合成に利用され、一部はアミノ酸プールに入ります。
残りの約100gのタンパク質に相当する量が排泄されていることになります。これで1日の摂取量と等しくバランスがとれることになります。

　　実際は尿中にはアミノ酸やタンパク質は含まれていません。つまり、アミノ酸として排泄されているのではなく尿素として排泄されているのです。ここで示したアミノ酸約100gも尿素の量から計算（推定）されたものです。

図7-10　タンパク質の代謝回転

これをタンパク質の代謝回転といいます。合成されるものは、体タンパク質、筋肉、内臓、酵素、ホルモンなど生体の成分のほとんどです。

余剰（図7-10では100g）のタンパク質は、体外に排泄されます。正常であれば尿中にはタンパク質やアミノ酸は含まれていません。図7-10には**排泄されるアミノ酸**と記載していますが、実際には尿素という形で排泄されています。この仕組みは、次項のオルニチン回路で述べます。

> **Column　食べ過ぎたタンパク質はどこへいくのか？**
>
> 摂取したタンパク質の量が、200gであったとします（ふつうの大きさのステーキ1枚分です）。つまり、過剰に摂取したとき、必要量の100gのタンパク質については図7-10で示したアミノ酸プールに貯蔵されますが、過剰分に相当する100gのタンパク質は肝臓で分解され、直接オルニチン回路に入り尿素となり排泄されます。
>
> チッ素が外された（脱アミノ化された）残りのアミノ酸の骨格（炭素、水素、酸素）は、アミノ酸の種類により、糖質や脂肪に変換されます。糖原性アミノ酸は、グリコーゲンとなり肝臓に貯蔵されます（糖新生）。またケト原生アミノ酸は、脂肪に変換され脂肪細胞に蓄積されます（図7-9）。すなわち、肥満への道を進むことになります。

アミノ酸には、「非必須アミノ酸」（11種類）と「必須アミノ酸」（9種類　表2-1参照）があるのは、すでに述べました。必須と非必須の違いは何かというと、生体内で合成できるものが「非必須アミノ酸」で、合成できないものが「必須アミノ酸」です。したがって、必須アミノ酸は、食物から摂取する必要があります。必須アミノ酸を体内で生合成しようとすると、多くの酵素が必要であり、合成経路も長く複雑になってしまいます。このような合成に手間のかかるアミノ酸は、自ら合成するよりも、食物から直接摂取して利用する方が効率が良いわけです。生体が必須アミノ酸を体内で生合成しないのはこのためであるといえます。

11種類のアミノ酸の生合成の経路は複雑で、合成に関する全経路を示すのは難しいので概略を示しておきます（図7-11）。この図からわかるように、「チロシン」は必須アミノ酸である「フェニルアラニン」から合成されます。また、「システイン」は必須アミノ酸の「メチオニン」と「セリン」（非必須アミノ酸）から合成されます。つまり、「システイン」や「チロシン」は非必須アミノ酸ですが、必須

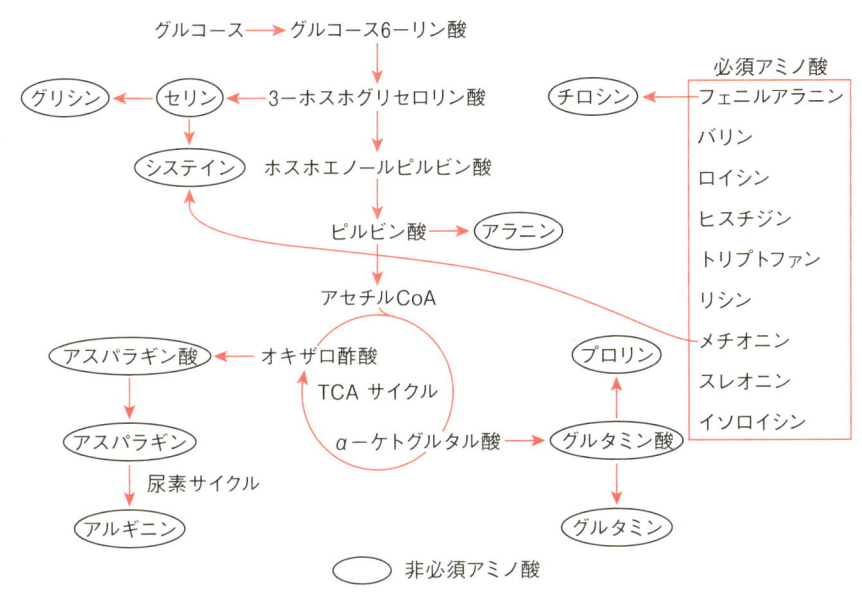

図 7-11 アミノ酸の生合成

アミノ酸である「フェニルアラニン」や「メチオニン」がなければ合成できないのです。

7-7 オルニチン回路（尿素回路）

　アミノ酸の分解で生じた「アンモニア」は、肝細胞のミトコンドリアにある「オルニチン回路」（尿素回路）で処理するために肝臓まで運搬されます。アンモニアは、身体に有害な物質ですから、直接血液に溶解させて運ぶことはできません。そこで、アンモニアは一度、アミノ酸である「グルタミン」および「アラニン」に変えられてから肝臓へ運ばれます。

　グルタミン、アラニンは肝細胞内でグルタミン酸に変えられ、シャトル（タンパク質）によりミトコンドリア内に運ばれます（図 7-12）。ミトコンドリア内でグルタミン酸は、「カルバミルリン酸」（カルバモイルリン酸ともいいます）に変えられます。このときに ATP が 2 分子消費されます。カルバミルリン酸が「オルニチン回路」の出発の物質です。

　このあと、「カルバミルリン酸」は「シトルリン」に変えられて、シャトルから

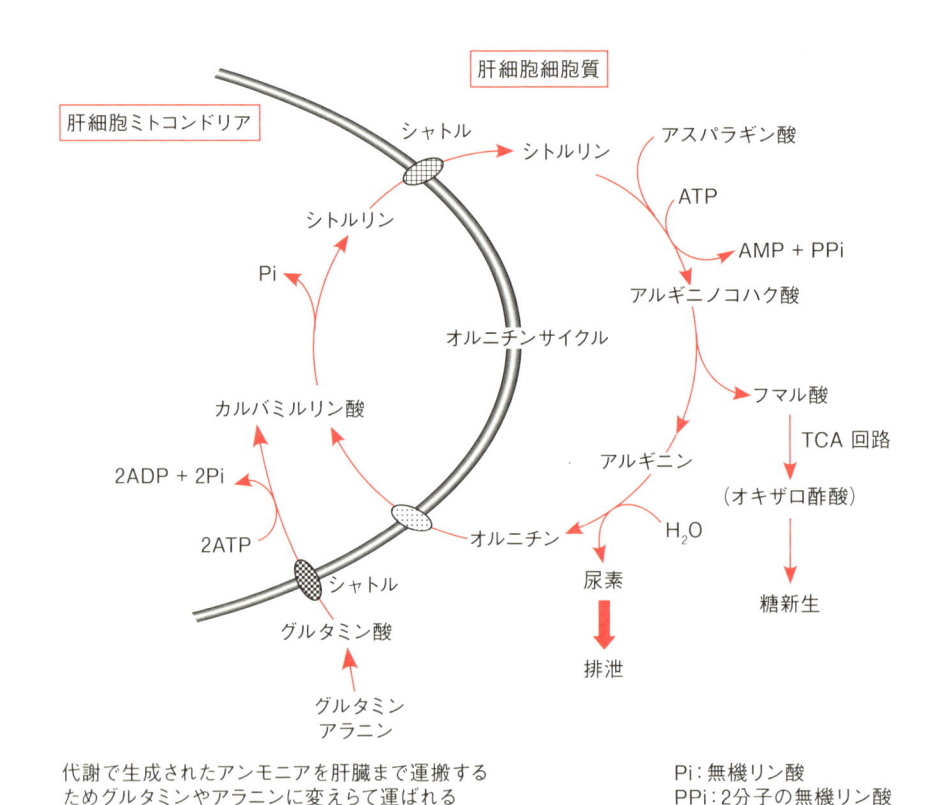

図7-12 オルニチン回路（尿素回路）

（図中ラベル）
肝細胞ミトコンドリア／肝細胞細胞質／シャトル／シトルリン／アスパラギン酸／ATP／AMP + PPi／アルギニノコハク酸／Pi／オルニチンサイクル／フマル酸／TCA回路／（オキザロ酢酸）／糖新生／カルバミルリン酸／アルギニン／2ADP + 2Pi／2ATP／オルニチン／H₂O／シャトル／グルタミン酸／尿素／排泄／グルタミン　アラニン

代謝で生成されたアンモニアを肝臓まで運搬するためグルタミンやアラニンに変えらて運ばれる

Pi：無機リン酸
PPi：2分子の無機リン酸

細胞質内に出ていきます。その後、シトルリンは「アスパラギン酸」を使用して「アルギニノコハク酸」（アルギノコハク酸ともいいます）に変えられます。このときもATPが1分子消費されます。この反応では、ATPがAMP（アデノシン1リン酸）になります。したがって、2分子の無機リン酸（PPi）を生じます。「アルギニン」は水と反応し、「オルニチン」と「尿素」が生成されて、血漿中に移行します。尿素は、血漿が腎臓を通過するときにろ過されて、尿中に排泄されます。

なお、「アルギニノコハク酸」が「アルギニン」に変化するときに、「フマル酸」が生成されますが、これはTCA回路に組み込まれ、「オキザロ酢酸」となり、糖新生のシステムで「グルコース」に変えられます（図7-8 参照）。

オルニチン回路が1回転して、1分子の尿素が生成されるには、合計3分子のATPが消費されます。成人では、1日あたり約30gの尿素が排泄されます。これは100gのタンパク質が分解されることに相当します。この尿素を生成するため

に、肝臓では、約 3mol の ATP が消費されています。ATP 1mol の分解で生じる熱量は約 10kcal ですから、3mol の ATP の分解は 30kcal の熱量に相当します。これは基礎代謝量（男性で約 1500kcal）の約 2％になります。

　なお、オルニチン回路は、肝臓だけでなく腎臓にもあります。ただ、腎臓ではオルニチン回路はミトコンドリアの外、すなわち細胞質内にオルニチン回路の酵素があるため、これらによって血中のシトルリンを尿素に変換しています。

7-8 脂肪の代謝

　糖脂肪は、小腸で「リパーゼ」により、「脂肪酸」と「グリセリン」に分解され、上皮細胞に吸収され、そこで再び「中性脂肪」（トリグリセリド）に合成されます（図 4-18 参照）。

　糖質、タンパク質と異なり、脂肪は水に不溶です。そのため、身体を輸送するには特別の工夫が必要になります。小腸上皮細胞で中性脂肪に再合成されたあと、「アポタンパク質」や「コレステロール」、「リン脂肪」と結合し、「リポタンパク質」となります（図 7-13）。リポタンパク質になると、水になじむようになるので、リンパ液や血液によって運搬されるようになります。

　リポタンパク質は、比重によっていくつかに分類されています（表 7-1）。最も軽いものが「キロミクロン」です。小腸で作られ、リンパ液、血液によって肝臓まで運ばれます。

　これ以外のリポタンパク質は、すべて肝臓で生成されています。

　「超低比重リポタンパク質」（「VLDL」：Very Low Density Lipoprotein）は、肝臓から筋肉へ脂肪を供給しています。「中間比重リポタンパク質」（「IDL」：Intermediate Density Lipoprotein）、「低比重リポタンパク質」（「LDL」：Low Density Lipoprotein）は、コレステロールの割合が多く、末梢にコレステロールを供給しています。いわゆる悪玉コレステロールといわれるものです。

　「高比重リポタンパク質」（「HDL」：High Density Lipoprotein）は、血管内皮に蓄積したコレステロールを除去し肝臓へ運んできます。リポタンパク質の生成と運搬を図 7-14 に示します。

　コレステロールは細胞膜の必須成分であり、また「ステロイドホルモン」もコレステロールから産生されています。身体にとって重要な物質です。

　ところが、コレステロールというと、悪玉コレステロールや善玉コレステロー

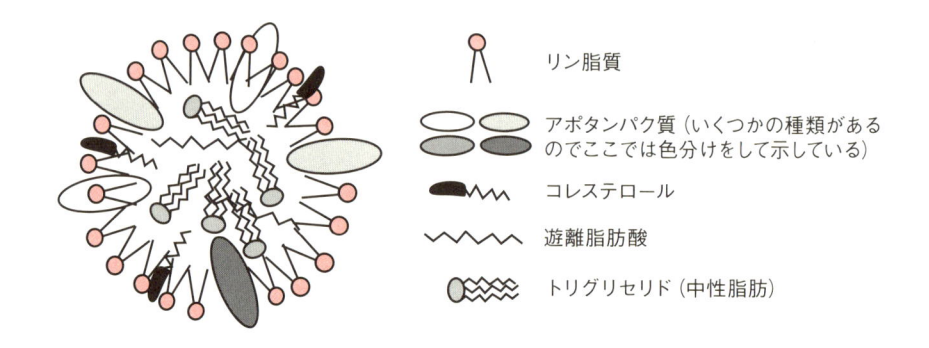

	リン脂質
	アポタンパク質（いくつかの種類があるのでここでは色分けをして示している）
	コレステロール
	遊離脂肪酸
	トリグリセリド（中性脂肪）

キロミクロンはリポタンパク質ともいわれます。リン脂質で球状の構造をしており、中に中性脂肪（トリグリセリド）やコレステロールが含まれています。また、リン脂質の間にはアポタンパク質が組み込まれています。このような構造により、脂肪は血漿中でも、安定して存在することができます。

図 7-13　リポタンパク質（キロミクロン）の構造

表 7-1　リポタンパク質の分類

	リポタンパクの名称	合成される部位	主な働き
キロミクロン		小腸	小腸で吸収された脂質を肝臓に運ぶ
VLDL	超低比重リポタンパク質	肝臓	肝臓から筋肉などに脂質を供給
IDL	中間比重リポタンパク質	肝臓	コレステロールの供給
LDL	低比重リポタンパク質	肝臓	コレステロールの供給（いわゆる悪玉コレステロール）
HDL	高比重リポタンパク質	肝臓	血管内皮のコレステロールを除去（いわゆる善玉コレステロール）

ルというように言われることがあります。コレステロールには悪玉も善玉もありません。コレステロールは一つの化学構造を持った化合物です（図 7-15）。あえてこのような呼び方をするのであれば、「悪玉リポタンパク質」、「善玉リポタンパク質」と言ったほうが良いと思います。悪玉、善玉の違いは、コレステロールそのものではなく、「リポタンパク質」の違いによるものなのです。

　リポタンパク質は、前述のように比重によって分類されています。「悪玉コレステロール」（悪玉リポタンパク質）は、コレステロールの含有量が特に多く、低比重リポタンパク質といわれるものです。その働きは、肝臓で合成され、全身の組織にコレステロールを運搬することです。これが過剰になると動脈壁に溜まり、結果的に動脈硬化症を発症すると考えられています。悪玉コレステロールと言わ

VLDL：超低比重リポタンパク質
LDL：低比重リポタンパク質
HDL：高比重リポタンパク質

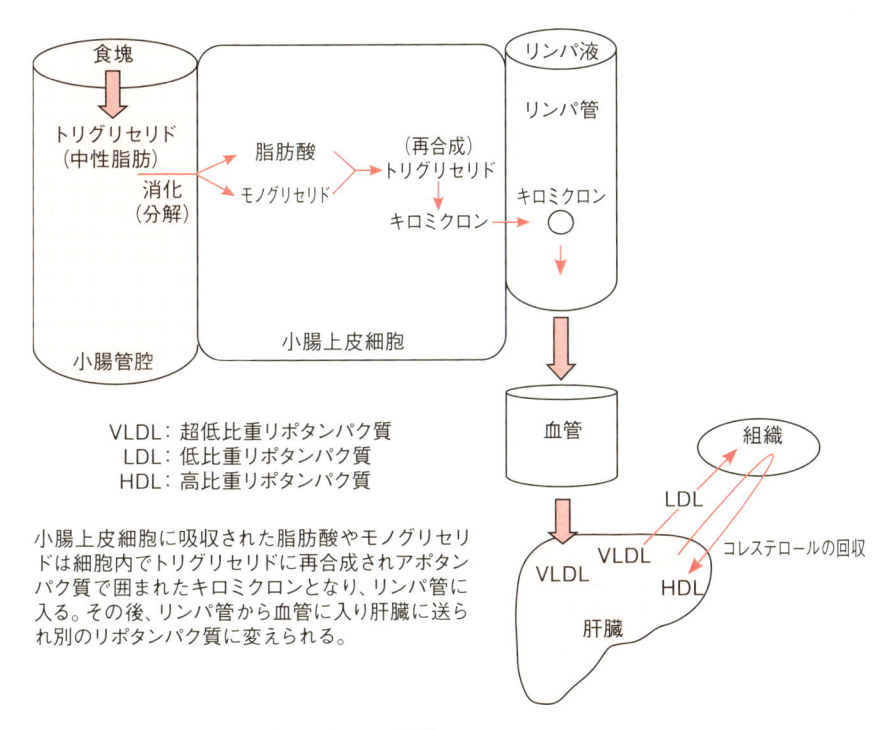

小腸上皮細胞に吸収された脂肪酸やモノグリセリドは細胞内でトリグリセリドに再合成されアポタンパク質で囲まれたキロミクロンとなり、リンパ管に入る。その後、リンパ管から血管に入り肝臓に送られ別のリポタンパク質に変えられる。

図7-14　キロミクロンの生成と肝臓までの輸送

図7-15　コレステロールの化学構造式

れる理由です。
　一方、「善玉コレステロール」（善玉リポタンパク質）は、高比重リポタンパク質（High Density Lipoprotein, HDL）というリポタンパク質です。これは、血管

内皮に蓄積したコレステロールを回収し肝臓に戻す働きがあり、結果として動脈硬化を抑えることになります。「善玉コレステロール」と言われる理由です。

リポタンパク質の代謝について、少し詳細に見ていきます（**図7-16**）。小腸上皮細胞で作られたリポタンパク質の「キロミクロン」は、リンパ管に入った後、末梢の毛細血管に運ばれ、毛細血管にある酵素により、キロミクロンの中性脂肪（トリグリセリド）が分解されて、「遊離脂肪酸」と「キロミクロンレムナント」が生成されます。「レムナント」とは、「残り物」という意味です。つまり、キロミクロンに含まれていた遊離脂肪酸は筋肉や脂肪細胞に配られますが、その残りを、「キロミクロンレムナント」といいます。

遊離脂肪酸は、筋細胞ではエネルギー源として消費され、脂肪細胞では貯蔵脂肪として取り込まれます。

レムナント受容体は、キロミクロンレムナントの「アポタンパク質E」を認識し

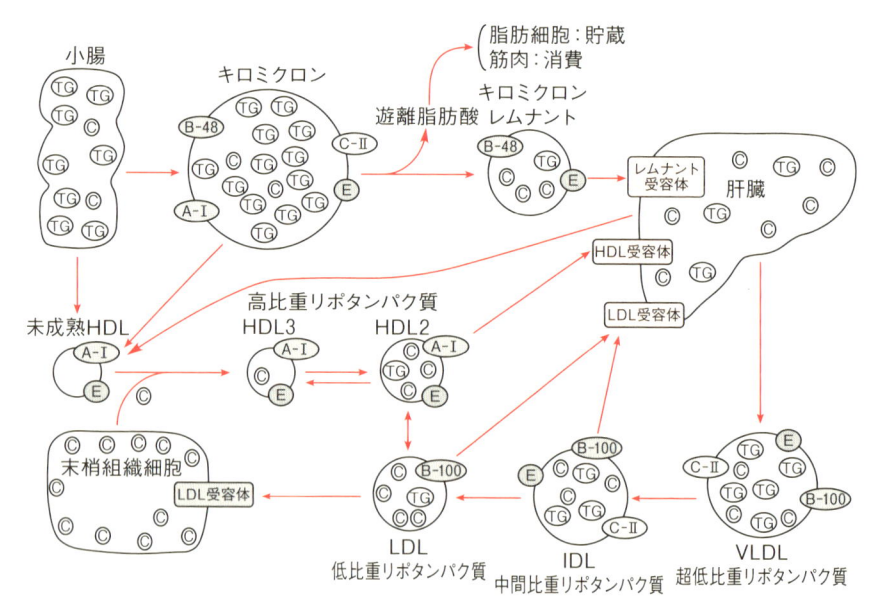

小腸で作られたキロミクロンが肝臓に入り超低比重から高比重リポタンパク質に変えられ末梢組織に運ばれ代謝される経路

図7-16　リポタンパク質の代謝経路

て、キロミクロンレムナントを肝細胞に取り込んで分解します。

　キロミクロンレムナントは肝臓に取り込まれ、分解されて、「HDL2」（高比重リポタンパク質2）からのコレステロールと共に、「超低比重リポタンパク質」（VLDL）が作られます。超低比重リポタンパク質は、酵素により「中間比重リポタンパク質」（IDL）に変えられます。中間比重リポタンパク質の一部は、肝細胞の「低比重リポタンパク質受容体」（LDL受容体）を介して肝細胞に取り込まれますが、その他は、コレステロールに富んだ「低比重リポタンパク質」（LDL）に変えられます。低比重リポタンパク質は、末梢組織細胞に結合し細胞内に取り込まれて、コレステロールを供給します。

　小腸や肝臓で作られた未成熟高比重リポタンパク質は、末梢組織細胞にある「遊離コレステロール」を取り込んで、球状の「高比重リポタンパク質3」（HDL3）になり、さらに大きな粒子の「高比重リポタンパク質2」（HDL2）になります。高比重リポタンパク質2は、肝細胞の高比重リポタンパク質受容体で認識され、高比重リポタンパク質に含まれているコレステロールを肝臓に逆転送します。

　この項の最初に、善玉、悪玉コレステロールのことを書きましたが、それがどのようなものかを簡単に述べましょう（**図7-17**）。「低比重リポタンパク質」（LDL）は、末梢組織細胞に「コレステロール」を供給する大事な粒子ですが、過剰にな

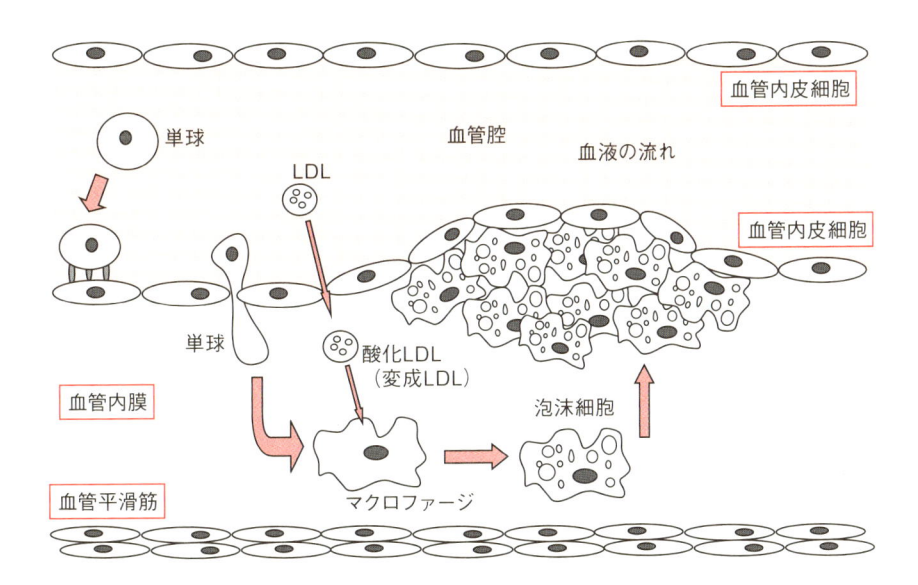

図7-17　LDL（リポタンパク質）と動脈硬化

ると酸化を受けるものがでてきます。この変成低比重リポタンパク質（LDL）を、「マクロファージ」（白血球細胞の一つで、感染に対する免疫に重要な働きをする細胞で、「単球」が変化したもの。「貪食細胞」ともいいます。）が取り込んでいきます。低比重リポタンパク質（LDL）を取り込んだマクロファージは、「泡沫細胞」という細胞に変わります。泡沫細胞が血管内皮に浸潤し、血管腔の一部が狭窄することになります。これが「動脈硬化」です。このような働きから、低比重リポタンパク質（LDL）のコレステロールは悪玉コレステロールと言われるわけです。

Column　日本人に多い、高コレステロール血症

　日本人の成人の総コレステロールの正常値は、血漿（血液）1dl 中に130〜200mg/dl です。220mg/dl 以上が高コレステロール血症と診断され、治療が必要になります。図 7-17 で示しましたように動脈硬化の原因となるものです。

　動脈硬化症が進行すると、血流が悪くなります。例えば、頭蓋内の血管がつまると脳への血流が減少し、その血管が支配している脳の一部が壊死する「脳梗塞」になりやすくなります。また、心臓の冠状動脈（冠動脈）の血管がつまると、その血管が支配している部位の心筋が壊死して「心筋梗塞」になりやすくなります。

　動脈硬化を引き起こすコレステロールは、いわゆる「悪玉コレステロール」と言われていますが、本文中でも述べましたように、コレステロールには悪玉も善玉もありません。動脈硬化の原因となるものは、リポタンパク質の「低比重リポタンパク質」(LDL) です。したがって、LDL 値も重要になります。正常値は 70〜120mg/dl です。130mg/dl 以上を高 LDL 血症といいます。

　このような高コレステロール血症は、生活習慣によるものも多く、とくに近年は「メタボリックシンドローム」という心配もあり、食生活の改善が言われています。

　しかし、なかには「家族性高コレステロール血症」という先天的な要因による異常もあります。これにはいくつかの型がありますが、患者数の多い「Ⅱ型家族性高コレステロール血症」について述べます。

　肝臓の細胞には LDL 受容体がありますが（図 7-16 参照）、遺伝子の変異により、この受容体が少なくなってしまいます。その結果、血中の LDL が肝臓に取り込まれ難くなり、血中の LDL 量が増加して動脈硬化になりやすくなるのです。このような患者は、日本では 500 人に 1 人といわれています。

第8章
筋と代謝

8 筋と代謝

8-1 筋の構造と収縮

　筋肉は身体の運動を行う器官ですから、容易に想像できるように大量のエネルギーを消費します。運動、つまり収縮のエネルギー源は、主にATP（アデノシン3リン酸）です。

　収縮とエネルギー代謝の関係を知るために、まず筋の構造と収縮の機構を骨格筋について説明します。この章では骨格筋を中心に記述しますが、分子レベルで見た収縮の機構は平滑筋（内臓を構成している筋）も同じです。

　骨格筋は、両端が腱によって骨格に結合しています。筋肉を取り出して、だんだん細かく見ていくと、筋線維が見えてきます（図8-1）。この筋線維が、筋細胞そのものです。大きくて、長い多核の細胞です。

　筋細胞の中には、細い筋原線維とよばれる線維がたくさんあります。筋原線維は、「アクチンフィラメント」と「ミオシンフィラメント」という線維状のタンパク質が集まったものです。これらのタンパク質が筋収縮に関与しているタンパク質で、「収縮タンパク質」といわれます。

　「ミオシンフィラメント」と「アクチンフィラメント」が重なって存在する部分を、「A帯」といい、アクチンフィラメントだけの部分を「I帯」といいます。顕微鏡で観察すると、A帯の部分がI帯よりも暗く見えます。「骨格筋細胞」や「心筋細胞」は、この配列が繰り返されているため、明暗の横紋として見えるのです（図8-1）。

　「平滑筋」は、筋細胞の配列が骨格筋のように整然とはしていません。このため横紋がみえないのです。

　まず、筋の収縮の機構の概略を述べます。弛緩しているときと、収縮しているときの「アクチンフィラメント」と「ミオシンフィラメント」の長さを見ると、どちらも変化していません。「Z膜間」の距離が変化しているだけです（図8-2）。「Z膜間」を、「サルコメア」といいますが、筋の収縮に関する最も基本的な単位です。

　これらの図から、筋の収縮は、収縮タンパク質である「ミオシンフィラメント」と「アクチンフィラメント」が長さを変えるのではなく、お互いの相対的な位置が

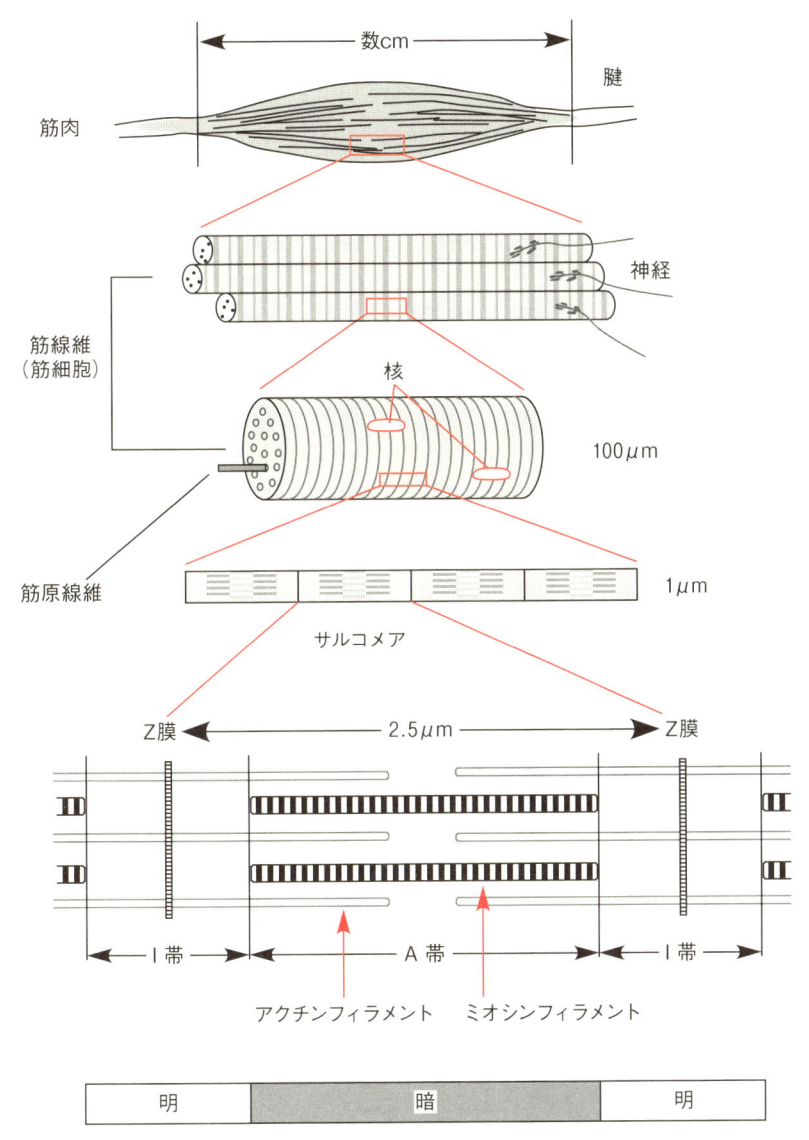

図 8-1 横紋筋の構造

変化することであることがわかります。別の言い方をすると、左右の「アクチンフィラメント」が、「ミオシンフィラメント」の上を両側から滑り込んで行き、「サルコメア」の長さが短くなると言えます。このようなことから、筋の収縮機構は「滑り説」という考えで説明されています。

```
        Z膜                        Z膜
弛緩
```

Z膜の距離が短くなっています。
これが筋の収縮です。
ミオシン、アクチンの長さは変わっていない点に注意してください。

```
        Z膜                Z膜
収縮
```

ミオシンフィラメント　アクチンフィラメント

ミオシンフィラメントの微細構造は図8-3　アクチンフィラメントの微細構造は図8-4

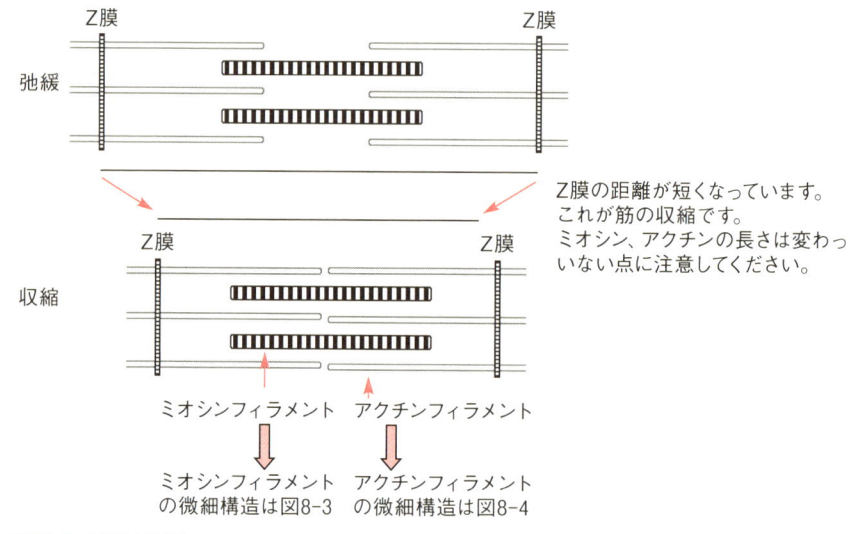

図 8-2　収縮と弛緩

次に「滑り説」をエネルギーとの関係を含めて、分子のレベルで説明します。

8-2 「滑り説」の分子機構

「ミオシンフィラメント」と「アクチンフィラメント」を分子のレベルで見ます。ミオシンフィラメントは「ミオシン」というタンパク質がつながったもので（図8-3）、先端が膨らんで2つに分かれています。この膨らんだ部分にはATP分解酵素「ATPase」があり、「アクチン」と結合する部位もあります。

もう一つの線維であるアクチンフィラメントは、「アクチン」という球状のタンパク質がつながって線維状になったものです（図8-4）。この線維は2本のらせん状になっています。アクチンフィラメントには、さらに、「トロポミオシン」という線維状のタンパク質が巻き付いています。ここに「トロポニン」という球状のタンパク質がついています。これら2つのタンパク質の働きはこのあと詳しく述べますが、収縮を調節しているタンパク質で、「調節タンパク質」といわれます。4種類のタンパク質の相互関係を図8-5に示します。この図に示されるように、ミオシンの頭部は、アクチンと結合できる位置にあります。

これらのタンパク質をもとに、筋収縮の「滑り説」を述べていきます（図8-6）。

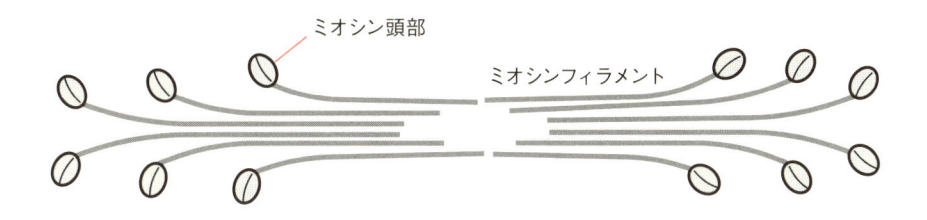

ミオシンフィラメントはミオシンタンパク質が左右対称に束ねられた構造をしています。ミオシンの先端部は膨らんで2つに分かれています（ミオシン頭部）。ここにはATPを分解する酵素ATPaseがあり、また、アクチンと結合する部位があります。

図 8-3　ミオシンフィラメント

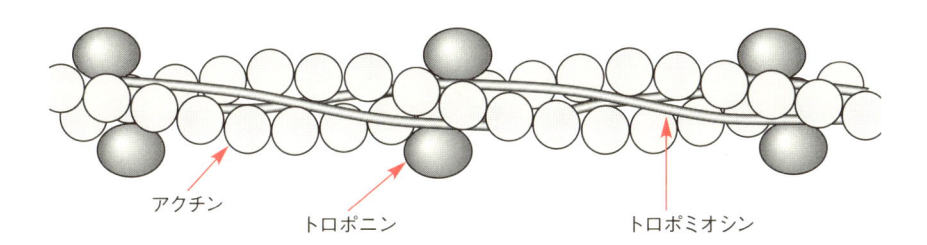

アクチンフィラメントはアクチンという球状のタンパク質がつながった繊維状のタンパク質で2本の線維がらせん状になっています。さらにトロポミオシンという繊維状のタンパク質が巻き付いていてところどころにトロポニンというタンパク質がついています。

図 8-4　アクチンフィラメント

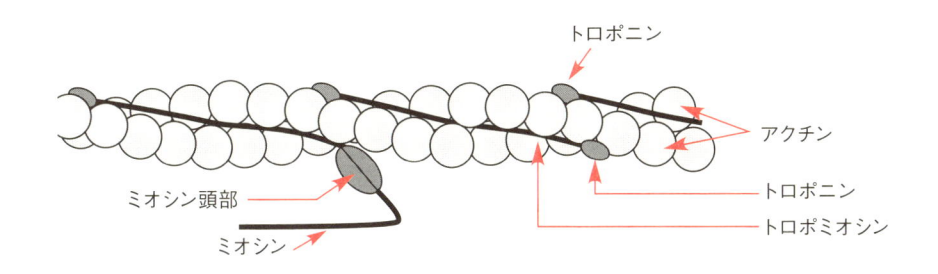

4種類のタンパク質の相互関係を示します。
ミオシン頭部はアクチンと結合できる位置にあります。

図 8-5　アクチンフィラメントとトロポミオシンとミオシンフィラメントの相互関係

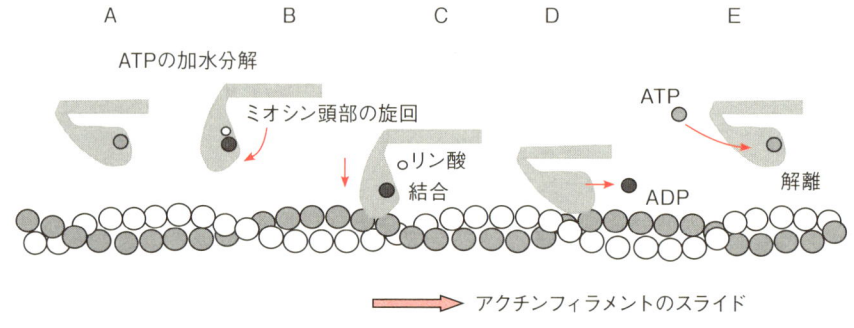

図 8-6　アクチンとミオシンの結合

A 弛緩しているときミオシン頭部とアクチンは離れている

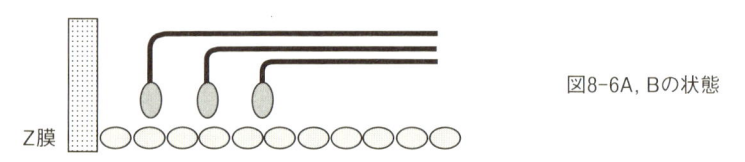

図8-6A, Bの状態

B ミオシン頭部がアクチンと結合し収縮が始まる

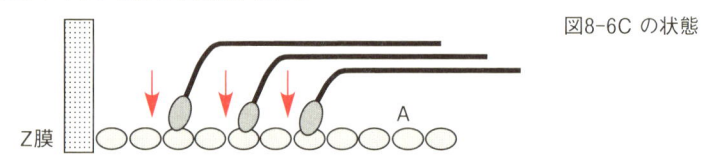

図8-6C の状態

C ミオシン頭部が屈曲しアクチンフィラメントを右方向に滑り込ませる

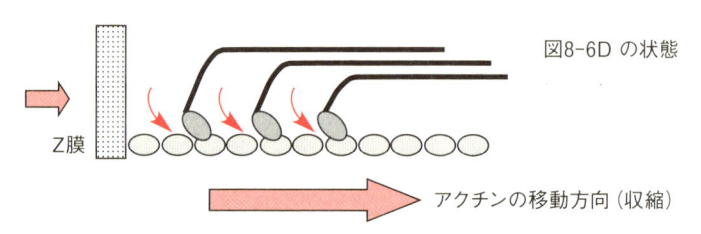

図8-6D の状態

図 8-7　「滑り説」による筋収縮の機構

細胞内のATPが、ミオシンの頭部で分解され、ADPとリン酸になります（図8-6A）。このときに生じるエネルギーで、ミオシンの頭部は旋回し（図8-6B）、アクチンと結合します（図8-6C）。ミオシン頭部は旋回し（図8-6D）、アクチンフィラメントを図の右方向にスライドさせます。そして、結合していたADPが外れ、頭部はアクチンフィラメントから解離します（図8-6E）。ここに再びATPが結合し、同じことが繰り返されます。

ミオシンの頭部は、複数ありますから順番にアクチンと結合し、アクチンフィラメントを図の右の方向に移動させます。これが分子レベルで見た筋の収縮機構です（図8-7）。ATPは、筋の収縮に必要不可欠なエネルギー源であることがわかります。

筋線維のタンパク質には、アクチン、ミオシンの他に「トロポニン」、「トロポミオシン」とよばれる調節タンパク質があることはすでに述べました。ここでは、「トロポニン」と「トロポミオシン」という2つのタンパク質の役割を見ることにしましょう。

筋が弛緩しているとき、アクチンとミオシンの頭部との間に「トロポミオシン」が入っていて、アクチンとミオシンの結合を阻止しています（図8-8A）。

収縮時には、筋小胞体から「Ca^{2+}」が放出されます（図8-9で説明します）。すると、Ca^{2+}はトロポニンに結合し、「トロポミオシン」の構造を変化させます。この結果、アクチンとミオシン頭部が結合することができるようになり（図8-8B）、先に述べたようなアクチンの「滑り」が始まります。この意味で、トロポミオシン、トロポニンは「収縮調節タンパク質」といわれます。

A 弛緩

トロポミオシンがミオシンとアクチンの間に入っており両者の結合を妨げています。

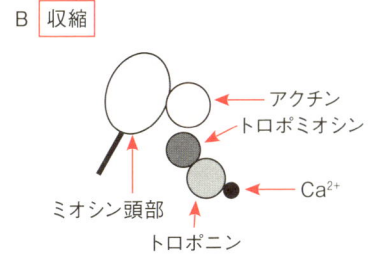

B 収縮

収縮時にはCa^{2+}がトロポニンと結合しトロポミオシンの構造を変化させます。この結果アクチンとミオシンが結合し、アクチンの「滑り」（収縮）が始まります。

図8-8　トロポニン、トロポミオシンの働き

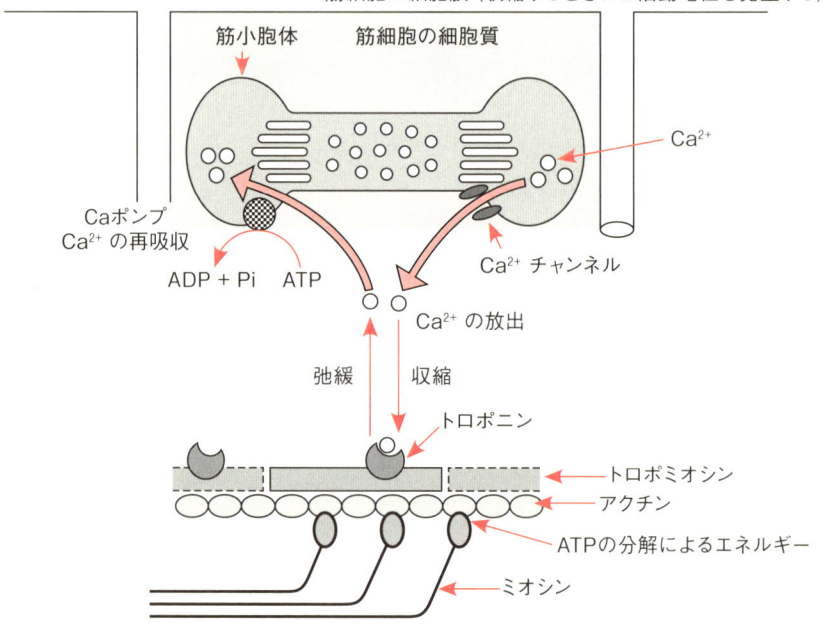

収縮するときは筋細胞の活動電位によって筋小胞体からCa^{2+}が放出され、トロポニンと結合し図8-8のような変化を引き起こします。弛緩するときはCa^{2+}はトロポニンから外れ、Caポンプによって筋小胞体に再吸収されます。

図 8-9　筋小胞体とCa^{2+}の放出と再吸収

　このように、筋の収縮にはATPはもちろんですが、「Ca^{2+}」が必要不可欠です。
　収縮のときに必要なCa^{2+}は細胞質内にはほとんど無く、筋細胞の細胞内小器官である筋小胞体から放出されます（**図 8-9**）。筋小胞体はCa^{2+}の貯蔵庫で、Ca^{2+}の濃度は細胞質に比べて約1万倍も高くなっています。
　筋が収縮するときには、筋細胞が「活動電位」を発生します。この電位は「筋小胞体」に伝えられ、筋小胞体の膜に存在する「Ca^{2+}チャンネル」（Ca^{2+}を通す孔と考えてください）を開けます。するとCa^{2+}は濃度差にしたがって、筋小胞体から細胞質に出て行きます。これが前述のトロポニンに結合し、トロポミオシンの構造を変化させるのです。
　筋が弛緩するとき、トロポニンに結合したCa^{2+}が外れます。そのCa^{2+}は、筋小胞体に再吸収されます。ところが、筋小胞体の内側の方がCa^{2+}の濃度がはるかに高いので孔（チャンネル）が開いただけではCa^{2+}は筋小胞体に移動しません。

エネルギーを消費して運搬する必要があります。これを司っているのが「Caポンプ」といわれるものですが、その実体は「Ca-ATPase」という酵素です。つまり、ATPを分解してエネルギーを生み出し、これによりCa^{2+}を筋小胞体内に取り込んでいます。

このように、筋は収縮するときも弛緩するときも、ATPをエネルギー源として利用しています。

エネルギーを消費して物質を移動させることを「能動輸送」とよんでいます。図には示していませんが、「Caポンプ」は細胞膜にも存在します。このポンプの働きで、細胞質内のCa^{2+}は常に細胞外にくみ出されており、筋細胞内のCa^{2+}が低濃度に保たれています。

8-3 収縮のエネルギー源(代謝)

筋の収縮のエネルギー源はATPですが、筋細胞のATP貯蔵量はそれほど多くなく、激しい運動では10秒ほどで使い切ってしまいます。このため筋細胞内では、いくつかの方法でATPを産生しています。

運動の開始からおよそ15秒までは「クレアチンリン酸」により、その後1分までは「解糖系」によりエネルギー(ATP)が供給されます。この2つの系は、嫌気的な代謝です。それ以後のATPの供給は、好気的代謝により行われています。それぞれの系について順に述べていきます。

(1) クレアチンリン酸系

「クレアチンリン酸」系は、筋細胞の貯蔵エネルギーである「クレアチンリン酸」の分解によってATPを産生する仕組みです(図8-10)。「クレアチンリン酸」はATPと同じように、高エネルギーリン酸結合を持った物質です。「クレアチンキナーゼ」によってリン酸が外され、クレアチンになるときにエネルギーを放出します。このときに外れたリン酸が、「クレアチンキナーゼ」によりADPと結合しATPが生成されます。

クレアチンリン酸は、もともと腎臓と肝臓で生成されたクレアチンが血液によって筋に運ばれ、細胞内で「クレアチンキナーゼ」(この酵素は可逆的に働きます)により生成されたものです。クレアチンは、一部クレアチニンに変わります。クレアチニンは腎臓に運ばれ、尿中に排泄されます(図8-11)。クレアチンリン

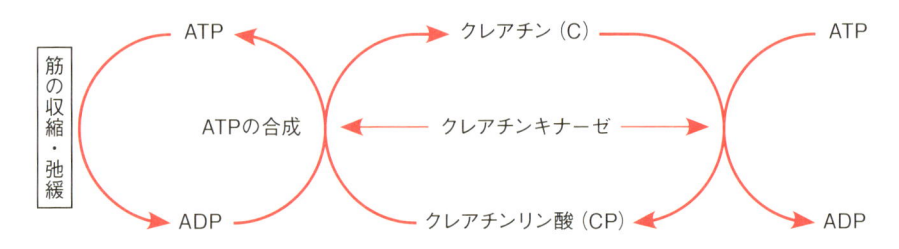

筋の収縮弛緩にはATPの分解によるエネルギーが利用されます。消費されたATPを補うためクレアチンリン酸のリン酸がADPに結合しATPが再生されます。

図 8-10　クレアチンリン酸と ATP

クレアチンは肝臓、腎臓で生成され血液により筋細胞に運ばれます。筋細胞中でクレアチンキナーゼによりクレアチンリン酸になります。
筋細胞内のATPが減少するとクレアチンリン酸のリン酸がADPに結合しATPに変えられ、筋収縮・弛緩のエネルギー源として使用されます。

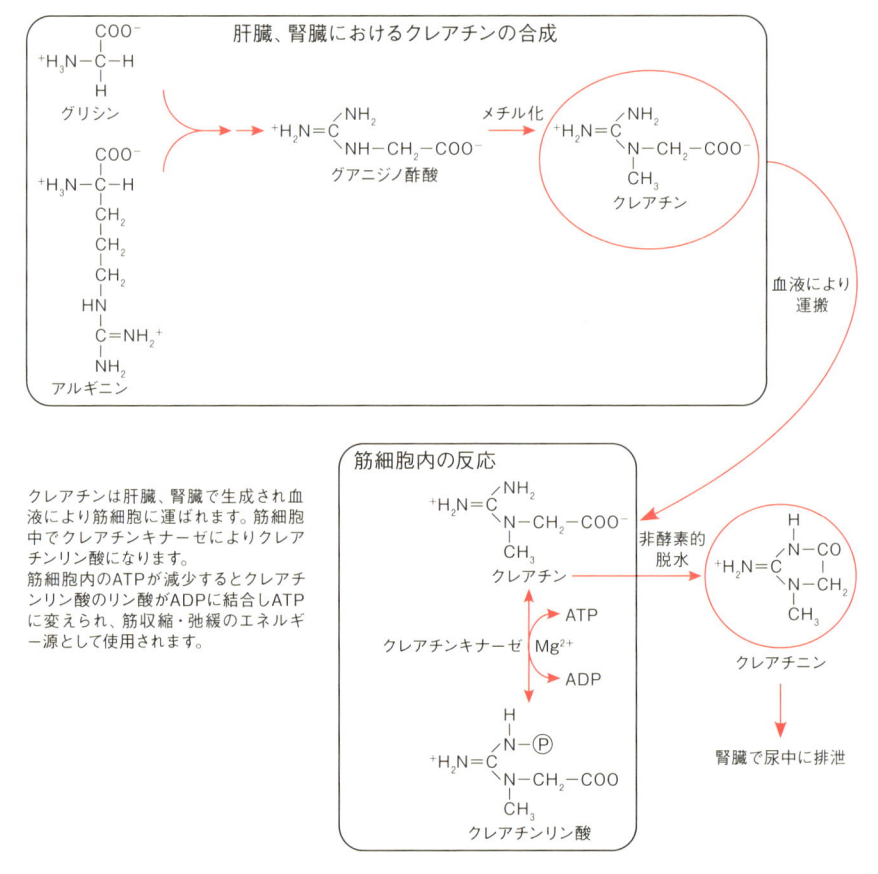

図 8-11　クレアチンの補給とクレアチンリン酸の合成

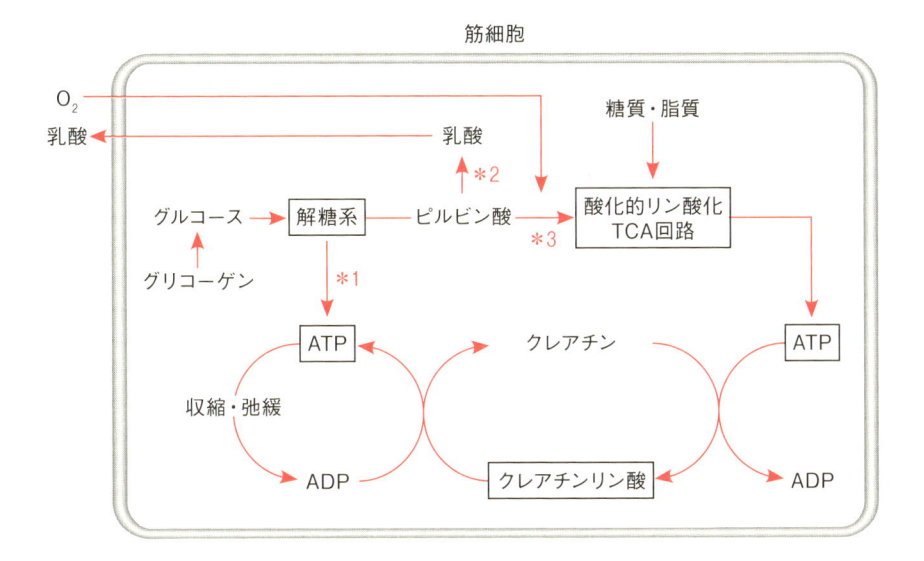

筋細胞におけるATPの供給の方法
　i クレアチンリン酸のリン酸をADPに結合させATPを生成　・・　無酸素
　ii グリコーゲン、グルコースの解糖によるATPの生成　（*1の経路）　・・　無酸素
　iii TCA回路（酸化的リン酸化）によるATPの生成　（*3の経路）　・・　有酸素
　（*2の経路）：酸素の供給が不十分のとき、ピルビン酸は乳酸に変化し肝臓に運ばれ
　　　　　　　糖新生によりグルコースを再生

図 8-12　筋細胞における ATP の供給の仕組み

酸も、激しい運動では15秒ほどで消費されてしまいます。この反応には酸素は必要ありません。

(2)　解糖系

(1)で述べたクレアチンリン酸は、激しい運動ではすぐに消費されてしまいます。つぎに ATP を供給するのは「解糖系」です。筋細胞には、「グリコーゲン」が多く貯蔵されています。運動時にはグリコーゲンの分解が促進され、「グルコース-6-リン酸」となり、解糖系により ATP が生成されます（**図 8-12 経路**^{*1}）。この反応も酸素は不要です。

(3)　酸素が十分な状態での運動

酸素が十分な状態での運動、いわゆるエアロビクスでは、解糖系で生じた「ピルビン酸」は TCA 回路に進み、「酸化的リン酸化」により多くの ATP が生成さ

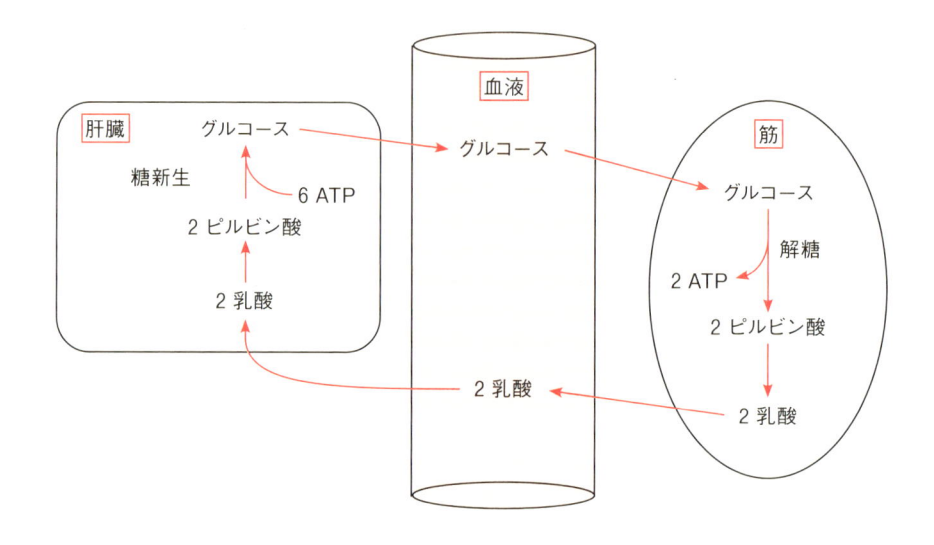

筋肉で作られた乳酸は血液によって肝臓に運ばれ、肝臓内の糖新生の経路でグルコースに変えられます。グルコースは血液によって筋に運ばれエネルギー源として利用されます。

図 8-13 コリ回路 乳酸の代謝

れます（図 8-12 経路[*3]）。ただし、この反応系が活動するには少し時間がかかります。

　反対に急激な運動などで、酸素の供給が十分でないと、「ピルビン酸」は「乳酸」に変化します（図 8-12 経路[*2]）。生成された乳酸は、血液よって肝臓に運ばれて、ここで「ピルビン酸」に変換されます。その後、「糖新生」によってグルコースが再生されます。グルコースは血中に放出され、筋で再びエネルギー源として使われます（図 8-13）。

　このように、異なる臓器で一つの回路が形成されています。この回路を「コリ回路」といいます。ATP の生成数を見ると、解糖 1 回あたり 2 分子の ATP が生成され、糖新生で 6 分子の ATP が消費されるため、正味 4 分子の ATP が消費されます。つまり、コリ回路自体はエネルギー消費系ということになります。

Column 乳酸と有酸素運動

運動により乳酸が発生しますが、少ない運動量では肝臓で代謝されています。しかし、運動が激しくなると、肝臓での代謝を上回ってしまう限界があります。限界を超えると血中の乳酸の濃度が上がります。

血中の乳酸濃度が増加し始める点を、「乳酸蓄積閾値」(LT：lactic acid threshold)といいます。スポーツ医学の領域では、LTを酸素供給の指標として利用し、運動の強度の設定に利用しています。LTを指標にして、酸化的リン酸化（有酸素系）によるATPを産生させ、エネルギー源とする運動を行うのです。これが「有酸素運動」（エアロビックエクササイズ）といわれる運動です。

例えば、LTを持久力の指標として使うと、LTの測定で運動効果を見ることができます。また、LT以下の運動強度は、健康維持などに適しています。

Column 筋肉の疲労物質

乳酸は、筋肉の疲労物質といわれたこともありますが、筋の疲労は乳酸によるものではないことが生理学的に説明されています。疲労の原因については完全に説明されているわけではなく、いくつかの説があります。

筋の収縮にはCa^{2+}が必要であることはすでに述べました。例えば、このCa^{2+}とATPの分解で出てくるリン酸が結合して、Ca^{2+}の働きが悪くなる、つまり疲労するという説があります。また、激しい運動で細胞外に蓄積されたKイオンがNaの移動を阻害し、活動電位を発生させにくくさせるためである、という報告もあります。

しかし、いずれにせよ、筋は乳酸が蓄積することで疲労するということではありません。

第9章
腎臓における代謝

9 腎臓における代謝

　腎臓の主な働きは、体内の不要な物質を尿として体外に排泄することです。ここでは、どのような仕組みで排泄しているのか見ていきます。

　腎臓はソラマメのような形をした臓器で、左右に1対あります。大きさは高さが10cm、幅5cm、厚さ3cmほどです（図9-1）。この小さな臓器に、心臓で拍出される血液の25％が流れています。腎臓に流れる血漿を、常にろ過し、不要な物質を尿として排泄しています。

　腎臓の働きは、不要な代謝産物を排泄することが最も大きなものですが、内分泌器官として「ホルモン」の分泌なども行っています。さらに、身体のpHを一定にする酸・塩基平衡にも関わっています。また、体液のイオンの濃度を一定にする働きや、これと関連して、体液の浸透圧を一定にする働きもあります。腎臓は、このように体内の「ホメオスタシス」（恒常性）の維持に大事な働きをしている組織です。

　腎臓の横断面を図9-2に示します。この図は、必要な部分を模式的に示したもので、組織学の図のように詳細には描いておりません。腎動脈から入ってきた動脈血は、弓状動脈に入り腎臓全体に環流します。弓状動脈からは、次項で述べる輸入細動脈によって、糸球体に入っていきます。その後、いくつかの血管を介して、弓状静脈に集まり、腎静脈として、腎臓から出て行きます。

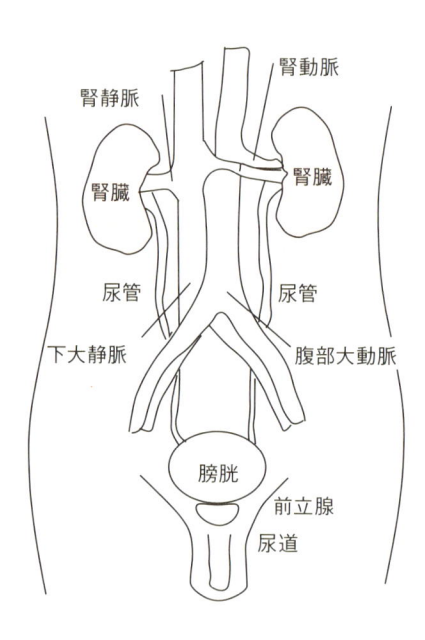

図9-1　腎臓の位置と大きさ

腎臓には、ネフロン（腎単位）といわれる構造が片方の腎臓に100万個ほどあります。ネフロンは腎臓の機能的な単位で、腎臓の機能はすべて、ネフロンで行われています。言い換えれば、「腎臓の働き＝ネフロンの働き」ということになります。

　皮質と髄質にまたがって、「ネフロン」（腎単位）という構造があり、ここで、尿が作られています。腎でろ過された血漿は、ネフロンで「尿」となり、腎盂に集められ尿管を経由して膀胱にためられたあと、排泄されます。

　ネフロンは図9-3に示すように、「腎小体」（糸球体とボーマン嚢）から始まり、「近位尿細管」、「ヘンレ係蹄」、「遠位尿細管」、「集合管」まで続く、長さ30〜50mm、直径20〜30μmほどの管状の構造をしています。集合管は「腎盂」に開口しており、ネフロンで作られた尿は、ここに集まります。

　尿が生成される過程を順にみていきます。

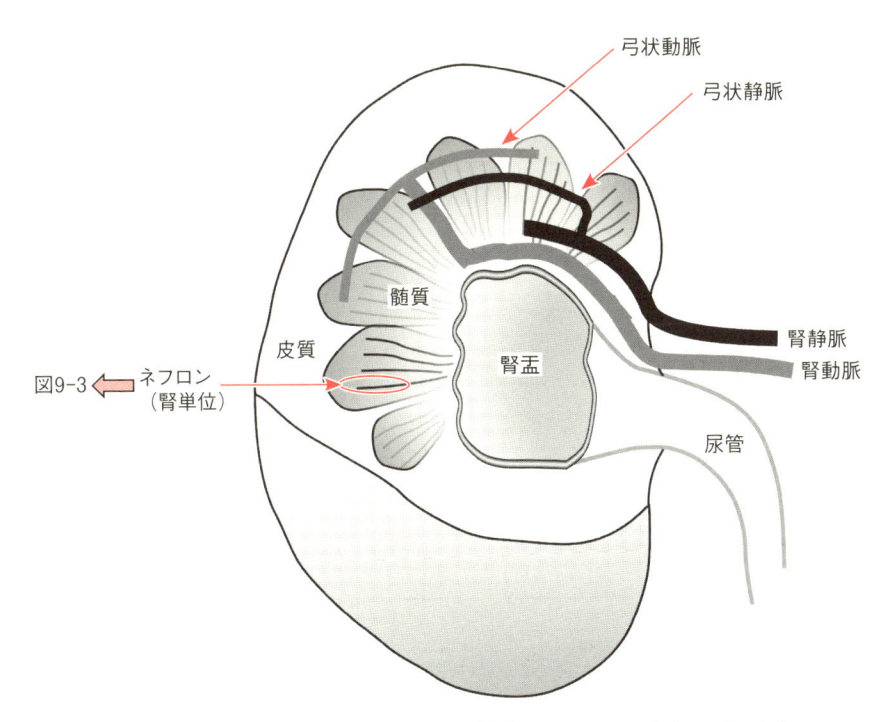

この図は腎臓の断面の模式図です。細かな血管系などは、すべて省略してあります。

図9-2　腎臓の横断面

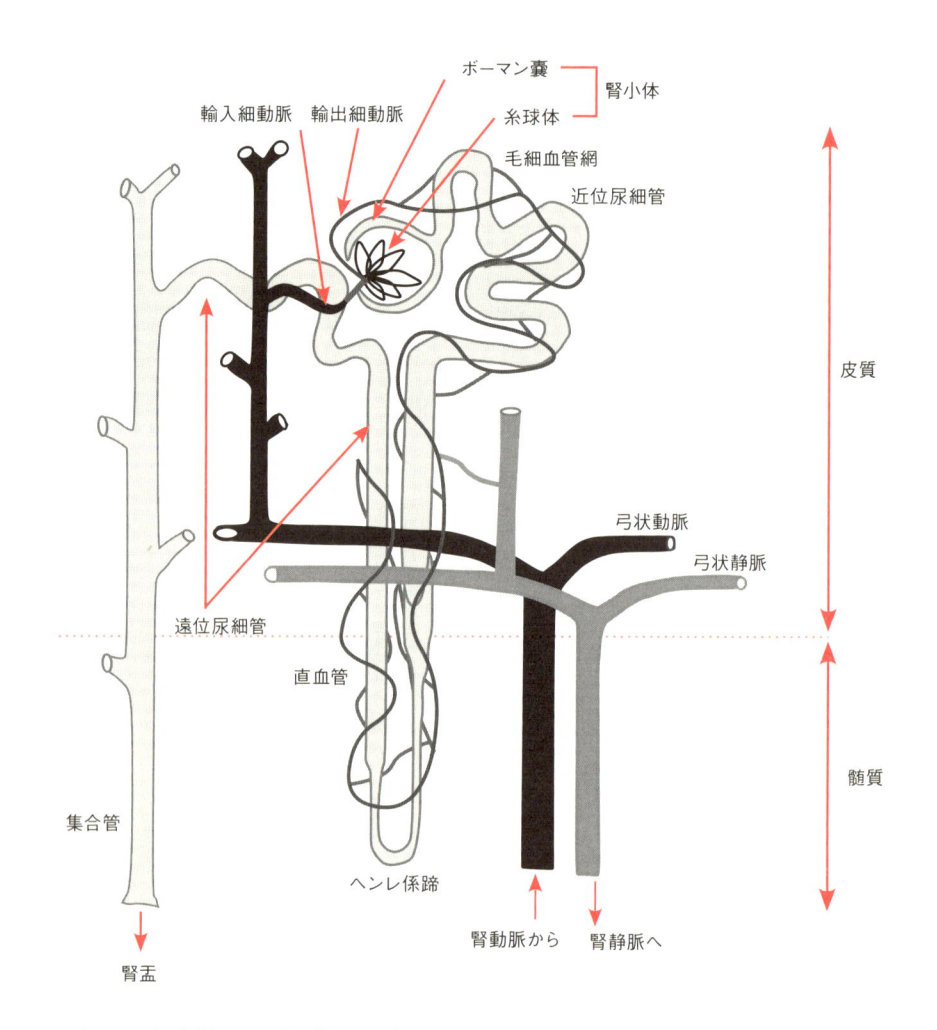

ネフロン（腎単位）とは腎臓の機能的な単位で、近位尿細管、ヘンレ係蹄、遠位尿細管、集合管から成っています。片腎で約100万のネフロンがあります。糸球体でろ過された血漿（原尿といいます）は、尿細管を通過する間に、さまざまな作用を受け、最終的に「尿」になります。

図9-3 ネフロン（腎単位）の構成

9-1 腎小体

「腎小体」は、「糸球体」とそれを囲んでいる「ボーマン嚢」からできています（図9-4）。

糸球体は、動脈の毛細血管で、血液が流れ込む方を「輸入細動脈」、流れ出る方を「輸出細動脈」といいます。糸球体の毛細血管は小孔があり、毛細血管の血圧で血漿が、ボーマン嚢腔に押し出されます。これを血漿のろ過といいます。ろ過された血漿のろ液を「原尿」といいます。これが尿のもとになります。

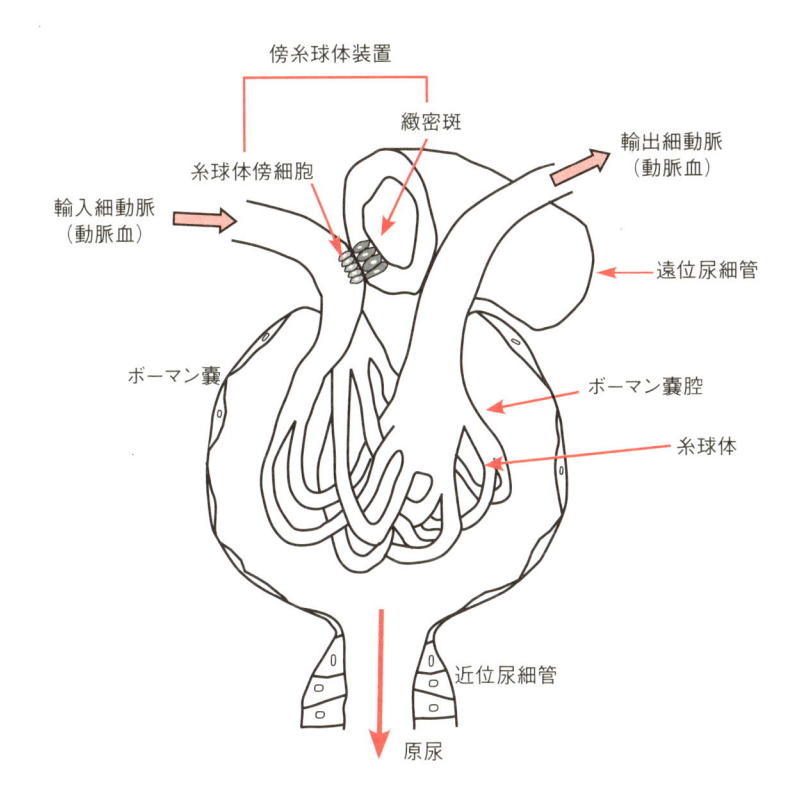

血漿は輸入細動脈から糸球体（毛細血管）に入ります。この血管は小さな孔が開いていて血漿は、その孔によって、ろ過されます。ろ過された血漿を原尿といいます。原尿は、糸球体に続く、尿細管を通過していく間に尿となります。
遠位尿細管と輸入細動脈の接する部位には「緻密斑」と「糸球体傍細胞」という細胞があります。これら2つを併せて、「傍糸球体装置」といいます。この働きは後述します。

図9-4　腎小体（糸球体とボーマン嚢）

糸球体の小孔は小さなもので、血球や血漿中のタンパク質は、その小孔に比べれば大きな分子ですから、その小孔を通過できません。しかし、血漿に溶解しているイオンやグルコース、アミノ酸などの物質は通過できます。したがって、原尿（血漿のろ液）は、「血漿タンパク質」が含まれていないということ以外は、血漿とほぼ同じ組成となり、浸透圧もほとんど同じです。

　糸球体でろ過される血漿の量は、1分間で約120mlになります。これを、一日あたりにすると、約180ℓの血漿がろ過されていることになります。つまり、1日、およそ180ℓの原尿が作られているわけです。この量の水が、尿として排泄されては、人体はすぐに乾ききってしまいます。

　腎小体に続く尿細管で、さまざまな変化を受け、排泄される「尿」が生成されていきます。

9-2 近位尿細管における再吸収と分泌

(1) 再吸収

　上述のように、糸球体では1日180ℓの原尿が作られていますが、1日の尿量は約1.5ℓですからほとんどの量の水は、体の中に戻っています。このように、糸球体で一度ろ過された物質を体に戻す仕組みを「再吸収」といいます。

　正常の尿には、グルコースやアミノ酸も含まれていません。これらの物質も、一旦は糸球体でろ過されますが、すべて再吸収されて、身体に戻っています。

　再吸収は、ネフロンの尿細管で行われています。尿細管は、部位によって働きが少しずつ異なります。最も大きな働きをしている「近位尿細管」を例に、再吸収の機構をのべます（図9-5）。

　原尿は、血漿とほぼ同じ組成です。原尿が近位尿細管に至ると、水は浸透圧差によって直接間質へ移動します（再吸収）。尿細管上皮細胞の細胞膜にはNa$^+$とグルコースの「共輸送タンパク質」が存在します。この共輸送体にNa$^+$とグルコースが結合すると、両者が細胞内に移動します。すなわち、再吸収されます（図9-5 ①）。第4章で述べた、小腸上皮細胞におけるグルコースの吸収と同じ仕組みです（図4-12 参照）。アミノ酸も、共輸送体のタンパク質は異なりますが、同じ仕組みで再吸収されます。

　グルコースやアミノ酸が再吸収された結果、原尿の浸透圧はさらに低下します。したがって、「水」は尿細管上皮細胞内に移動します（図9-5 ②）。

近位尿細管では、原尿中の水の70%が再吸収されます。また、グルコースとアミノ酸は100%再吸収されます。正常な尿中にこれらの物質が含まれていないのは、近位尿細管の働きによるわけです。

(2) 分泌

「分泌」は、糸球体でろ過されずに残った物質を、血管（「直血管」という尿細管の周囲にある血管です（図9-3））から、尿細管上皮細胞を経由して、尿管腔へ直接排出する過程です。一番多く排出されるもの、あるいは排出しなければならないものは「酸」（H^+）です。

今まで見てきましたが、代謝で産生され身体にとって不要なものは酸です。酸を排泄しないと、生命を維持することはできません。尿細管上皮細胞には「Na^+-H^+交換輸送体」というタンパク質があります。これは細胞外（尿管中）のNa^+とH^+を交換して運搬するタンパク質です（図9-5 ③）。尿管中のNa^+は、H^+と交換で尿細管上皮細胞に再吸収されます。尿管に分泌されたH^+は、尿管中のHCO_3^-

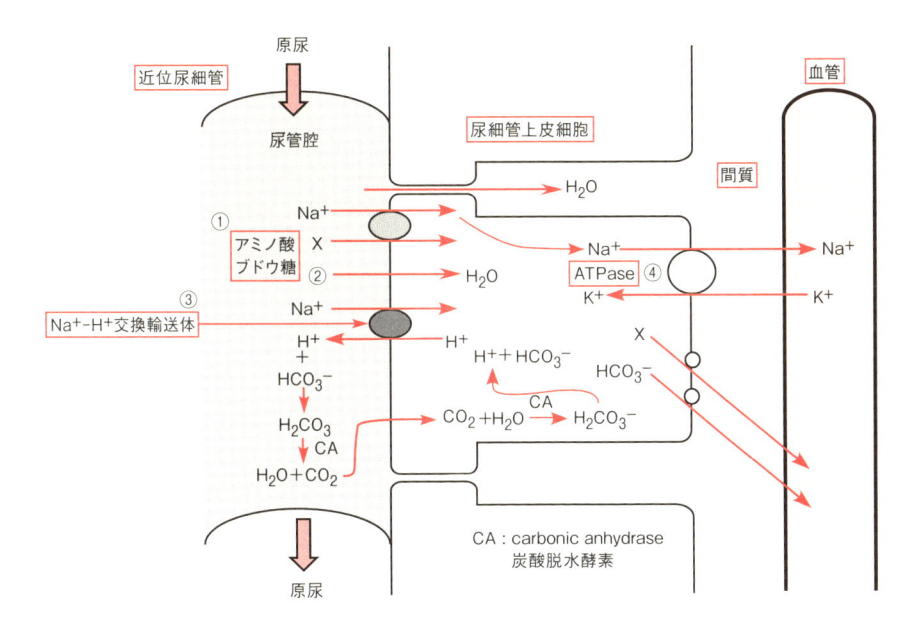

近位尿細管は最も活発に再吸収や分泌が行われている部位です。ここでは、原尿中の水の70%が再吸収され、グルコースやアミノ酸は100%再吸収されています。再吸収や分泌の機構の詳しい説明は本文を参照してください

図9-5　近位尿細管における再吸収と分泌の機構

と結合し、H_2CO_3（炭酸）になります。H_2CO_3 は、尿管中の「炭酸脱水酵素」（CA carbonic anhydrase）により、H_2O と CO_2 に分解されます。そして、両者は、共に尿細管上皮細胞に吸収されます。

細胞内では、H_2O と CO_2 は「炭酸脱水酵素」により H_2CO_3 に変えられます。H_2CO_3 は、すぐに H^+ と HCO_3^- に解離して、H^+ は Na^+ との交換輸送により尿管中に排泄され、一方の HCO_3^- は間質から血管へ再吸収されます。複雑な過程ですが、H^+ は尿管中へ排泄され、HCO_3^- が再吸収されることが重要なことです。

酸・塩基平衡の項で述べますが、HCO_3^- は、生体の pH を維持する上で重要なイオンですので、このような機構により再吸収しています。

なお、上皮細胞に再吸収された Na^+ は、上皮細胞膜にある「Na^+ ポンプ」（ATPase：ATP 分解酵素）により、間質から血管へと移動します。このとき、反対に K^+ が上皮細胞内に移動します。（図 9-5 ④）。

近位尿細管に続く、「ヘンレ係蹄」は、図には示していませんが、ここでは水が再吸収されています。

9-3 遠位尿細管、集合管における再吸収と分泌

ネフロンのヘンレ係蹄を通過した後、尿は遠位尿細管、集合管に進みます（図 9-3）。図 9-6 では遠位尿細管のみ示していますが、集合管も、ほぼ同じと考えてよいです。集合管は尿生成の最後の部位で、ここで排泄される尿ができあがります。

遠位尿細管では、Na^+、HCO_3^-、Cl^- の再吸収、および H^+ や K^+ の分泌が行われています。

Na^+ の再吸収や H^+ の分泌は、近位尿細管とほぼ同じです。

酸・塩基平衡に関しては、遠位尿細管も近位尿細管と同じように、基本的には Na^+ が再吸収され、H^+ が分泌されます。ただ、遠位尿細管の Na^+ は、糸球体でろ過された「リン酸 2 ナトリウム」（Na_2HPO_4）に含まれている Na^+ が、使われます（図 9-6 ②）。

遠位尿細管では、「リン酸 2 ナトリウム」は H^+ と反応して、「リン酸 1 ナトリウム」（NaH_2PO_4）となります。これは、H^+ を中和するということにほかなりません。このとき離れた Na^+ は、H^+ と交換で再吸収されます。

HCO_3^- を再吸収する仕組みは、尿細管上皮細胞内で、H_2O と CO_2 が「炭酸脱

水酵素」により、H_2CO_3 に変えられます。H_2CO_3 は、すぐに H^+ と HCO_3^- に解離して、H^+ は Na^+ との交換輸送により尿管中に排泄されます。一方の HCO_3^- は、間質から血管へ再吸収されます。近位尿細管とほぼ同じです。

遠位尿細管で特徴的なことは、アンモニアの排泄（分泌）です。身体のアミノ酸の代謝で生じたアンモニア（NH_3）は、細胞内で「グルタミン」に変えられ血液によって腎臓まで運ばれてきます（図9-6 ③）。尿細管上皮細胞内でアンモニア（NH_3）が外され、「グルタミン酸」に変えられます（図9-6 ④）。さらに、「グルタ

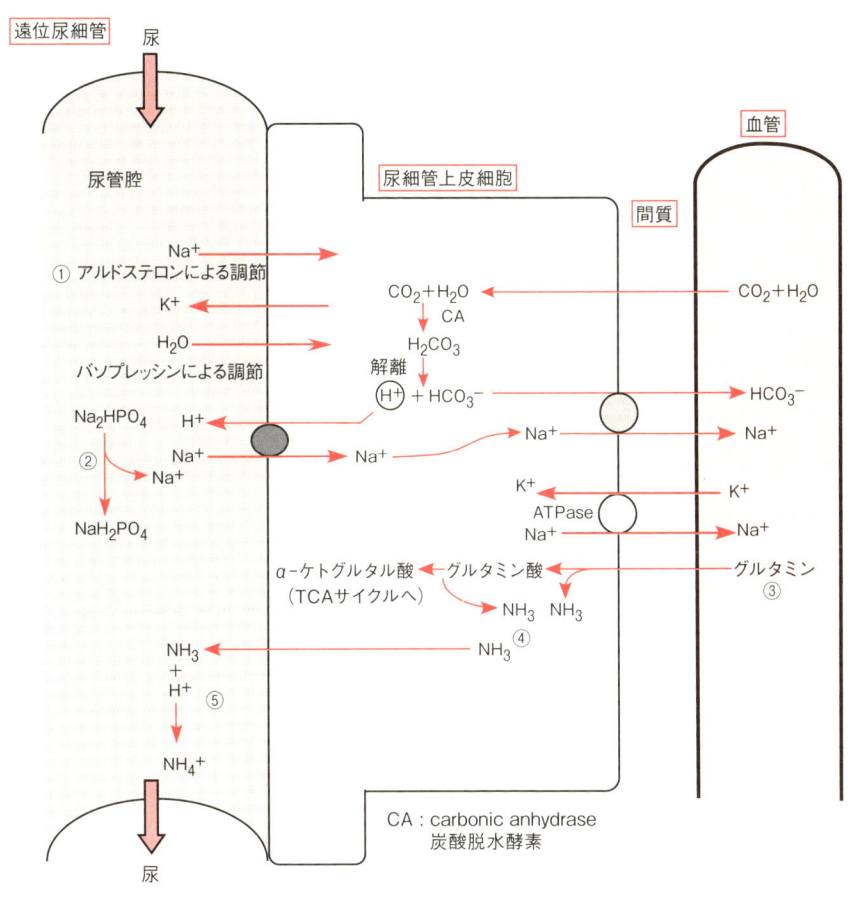

図9-6　遠位尿細管と集合管における再吸収と分泌の機構

この図は遠位尿細管と集合管で起きている再吸収と分泌をまとめて示しています。この部位での大きな特徴はホルモンによる再吸収の調節があるということです。また、酸とアンモニアの排泄も主にこの部位で行われています。詳しい説明は本文を参照してください。

ミン酸」のアンモニアが外され、「α-ケトグルタル酸」が生成されます。「α-ケトグルタル酸」は、すでに述べたTCA回路の中間体ですから、そのままTCA回路に組み込まれます（図6-3参照）。

これらの反応で生じたアンモニア（NH_3）は、濃度勾配にしたがって尿管中に分泌されます。尿管中で水素イオンと結合し、アンモニウムイオンとして体外に排泄されます（図9-6 ⑤）。少し複雑ですが、このようにして生体に有害な酸やアンモニアは排泄されています。

腎臓の機能の一つに、内分泌器官としての働きがあることは、上にも書きました。輸出細動脈と遠位尿細管が接している部位に、「傍糸球体装置」（図9-4）という部位があります。

「緻密斑」は、塩素イオン（Cl^-）のセンサーで、原尿中のCl^-の濃度が増加すると輸入細動脈の血管を収縮させます。すると、糸球体を流れる血液量は減少するので、糸球体でろ過される血漿量も減少します。反対に、原尿中のCl^-の濃度が減少すると、「糸球体傍細胞」からの「レニン」の分泌を促します。

レニン自体はホルモンではありませんが、図9-7に示すように「アンジオテンシノーゲン」を「アンジオテンシンⅠ」に変えます。アンジオテンシンⅠは、血漿中で「アンジオテンシンⅡ」に変えられます。アンジオテンシンⅡは、強い血管収縮作用があるため血圧が上昇します。この結果、糸球体のろ過量が増加します。

アンジオテンシンⅡは、同時に副腎皮質に作用して「アルドステロン」の分泌を促進させます。アルドステロンは、遠位尿細管と集合管の上皮細胞に作用して、Na^+の再吸収を促進させます（図9-6 ①）。Na^+の再吸収により血液中のNa^+が増えると、血液の浸透圧が上昇するため、間質から水分を吸収することになり、

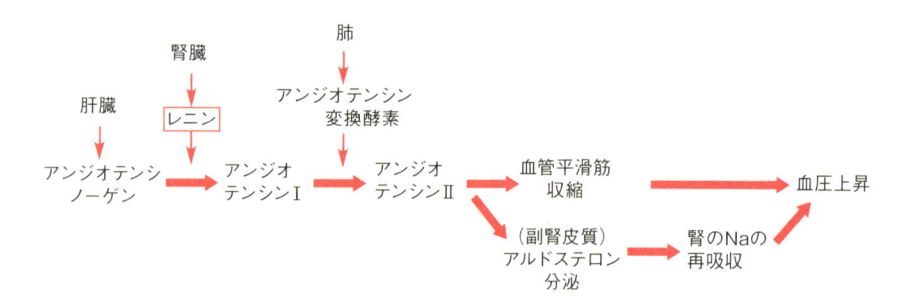

糸球体傍細胞は原尿中のCl^-の濃度を検出し、糸球体の血流量を調節し、血漿のろ過量を調節している。詳細は本文を参照してください。

図9-7　レニン-アンジオテンシン-アルドステロン系（RAA系）

血液の量が増えて、この機構によっても血圧が上がります。

その他、「プロスタグランジン」というホルモンも分泌されています。このホルモンは、血管拡張作用のあるホルモンで、腎血流量の調節に関与しています。

腎臓の最も基本的な働きである尿生成について見てきました。

次に、腎臓の働きの一つである酸・塩基平衡について述べます。

9-4 酸・塩基平衡

代謝によって産生されるのは、すべて酸です。体内の酸は、大きく2つに分類できます。一つは、二酸化炭素（CO_2）のような「揮発性酸」の酸です。CO_2の80%は、呼吸により肺から大気中に排泄されています。残りの20%のCO_2は、上で述べたような腎臓の尿細管の働きで尿中に排泄されています。

他の一つの酸は、三大栄養素の代謝で産生される酸で、有機酸（乳酸など）やリン脂質などの代謝で生じるリン酸、タンパク質などの代謝で生じる硫酸などがあります。これらの酸は、不揮発性の酸で、呼気中に放出される酸ではありません。これらはすべて腎臓で処理されて、尿中に排泄されます。

(1) 緩衝液

酸が作られるのは、身体のすべての細胞です。排泄する場所は、肺か腎臓です。身体の各所で作られた酸は、血液によって排泄する場所まで運搬されなければなりません。

すべての酸が、そのままのかたちで血液（血漿）に溶けてしまうと、血漿は酸性になってしまい、生命活動は維持できなくなります。しかし、血漿のpHは7.40 ± 0.05に保たれています。代謝によって生じた塩が溶け込んでもpHの値が変化しない仕組みを「緩衝作用」といいます。また、このような性質を示す液（血漿など）を「緩衝液」といいます。

例えば、安静時の血漿中の乳酸の濃度は、1mEq/L※です。乳酸の分子量は約90g/molですから、1mEq/Lは90mg/Lになります。激しい運動では、乳酸の濃度は5mEq/Lくらいまで上昇します。これはpHでいうと、7.4から7.0に低下することになります。pH=7.0という値は、致死的なものです。腎臓で排泄するまで血漿中に溶けて運ばれていますが、多少の酸が溶け込んでも血漿の緩衝作用により、pHは7.40 ± 0.05を維持されています。

> **Column** mEq/L
>
> (読み方)：ミリイクイバレント／リッター　あるいはミリ当量／リッター
>
> Eq/L は、溶液1リッターに溶けている電解質の量を表す単位で、次のように表されます。
>
> $$1\text{当量}\quad 1\text{Eq} = \frac{1\text{原子量}}{\text{原子価}}$$
>
> 例えば、Na で考えましょう。Na の原子量は23、原子価は1（1価の陽イオン）ですから、1Eq/L の Na は $\frac{23}{1} = 23$　すなわち1リッターについて23gの Na ということになります。ただ、生体では電解質の量は少ないので $\frac{1}{1000}$ のミリ (m) を付けて mEq/L を用います。
>
> ここで記した乳酸は、分子量が約90gで、原子価は1ですから、1Eq/L = 90g/L になります。
>
> したがって、mEq で示すと　1mEq/L = 90mg/L になります。

(2) 揮発性酸の排出

酸の量は、細胞内の代謝による CO_2 が最も多く、1日20000mEq/日産生されています。血漿を含めた体液のpHに大きな影響を与えます。CO_2 は揮発性の酸で、細胞で産生されたあと、肺で呼気中に排出されますが、肺に至るまでは血漿によって運ばれます。

代謝によって生じた CO_2 は、どのようにして酸となるのでしょうか。

CO_2 は、式 (1)、(2) のように水と反応して、炭酸ができます。

$$CO_2 + H_2O \rightarrow H_2CO_3 \quad \cdots\cdots(1)$$

炭酸は解離して

$$H_2CO_3 \rightarrow HCO_3^- + H^+ \quad \cdots\cdots(2)$$

となり、H^+ が生成され酸になります。

図9-8 に示すように、代謝で生じた CO_2 は組織液を介して、濃度勾配にしたがって血漿中に拡散します。拡散した CO_2 の5%は血漿に物理的に溶解し、炭酸 (H_2CO_3) になります。炭酸はすぐに重炭酸イオン (HCO_3^-) と H^+ に解離します。この H^+ は血漿タンパク質の緩衝作用により中和されます。

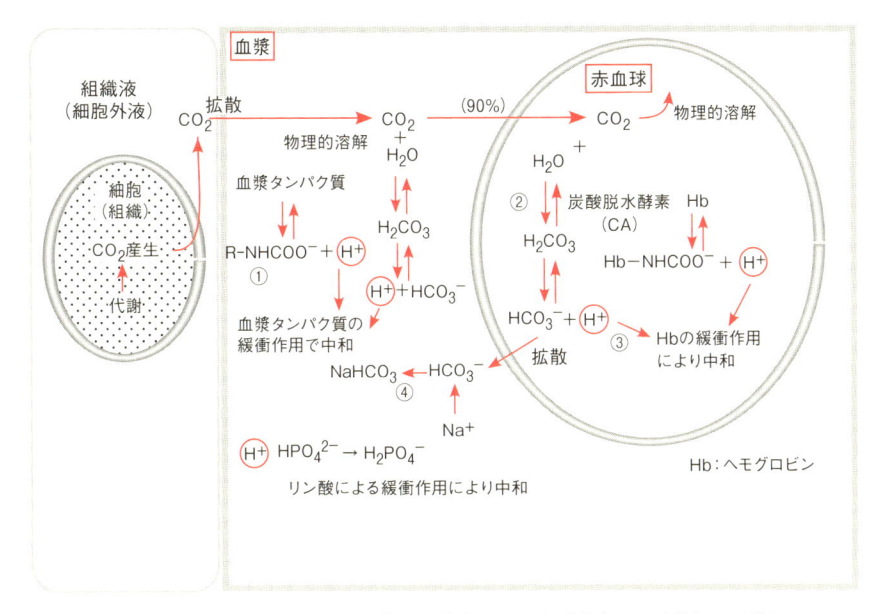

代謝で産生されたCO_2は組織液を介して血漿中に入ります。血漿中では、血漿タンパク質と結合するものと物理的に血漿に溶解するものもありますが、大部分は赤血球に入りヘモグロビン（Hb）と結合します。それらの反応で生じたH^+は血漿タンパク質やヘモグロビンと結合して肺まで運ばれ、大気中に排出されます。詳細は本文を参照してください。

図 9-8　血漿の緩衝作用の機構

　10%のCO_2は、血漿中のタンパク質のNH_2とカルバミル結合（カルバモイル結合ともいいます）します（図 9-8 ①）。このとき出るH^+も血漿タンパク質の緩衝作用により中和されます。残りの90%のCO_2は、赤血球に取り込まれます。赤血球には炭酸脱水酵素（CA）があり、上の式（1）の反応が促進され、産生された炭酸は解離してH^+が出てきますが（図 9-8 ②）、これはヘモグロビン（タンパク質）の緩衝作用により中和されます（図 9-8 ③）。一方、重炭酸イオン（HCO_3^-）は、拡散によって血漿中に出て行き、Na^+と結合し重炭酸ナトリウム（$NaHCO_3$）となります（図 9-8 ④）。

　図 9-8 示した反応は、すべて可逆的なものです。このようにして代謝で生じたCO_2は血漿のpHを酸性に傾けることなく肺まで運ばれます。肺胞内は大気で満たされていますから、CO_2分圧は血液よりも低いです。したがって上記の反応は逆に進行し、血液中のCO_2は肺胞内に出され、呼気として大気中に放出されます。

　この図からわかるように、炭酸（H_2CO_3）と重炭酸イオン（HCO_3^-）は、血漿の

pHを変化させないように、つまり緩衝作用を持った重要な物質であることがわかります。腎臓の尿細管の各部位でHCO_3^-が再吸収されている生理的意義は、このような緩衝系を維持することにあります。また、重炭酸を中心に働く緩衝系を「重炭酸緩衝系」といいます。

血漿の緩衝作用の仕組みは、図 9-8 に示しましたようにいくつかありますが、最も大きな割合を占めるのが「重炭酸緩衝系」(HCO_3^-）です。

緩衝系と pH の関係を表す式に、「ヘンダーソン・ハッセルバルヒ」（ヘンダーソン・ハッセルベックともいいます）の式があります。この式で、重炭酸緩衝系の緩衝作用を考えてみましょう。

血漿の pH は次式のように表せます。

$$pH = pK + \log \frac{[HCO_3^-]}{[H_2CO_3]}$$

重炭酸緩衝系の場合、pK ≒ 6.1 ですから、上の式を書き換えると

$$pH = 6.1 + \log \frac{[HCO_3^-]}{[H_2CO_3]}$$

となります。

また、正常の血液（血漿）の pH は 7.4 ですから、$\frac{[HCO_3^-]}{[H_2CO_3]}$ の比は約 $\frac{20}{1}$ となります。

例えば、ここに酸が加わったしします。

酸（H^+）は HCO_3^- と反応し、下に示した反応を起こし CO_2 が生じます。CO_2 は呼吸により直ちに肺から大気中に放出されます。

$$H^+ + HCO_3^- \rightarrow H_2CO_3 \rightarrow CO_2 + H_2O$$
　　　　　　　　　　　　　　↑（炭酸脱水酵素 CA）

このようにして、酸（H^+）は緩衝され、血漿の pH は、常に一定になるように保たれています。

(3) 不揮発性酸

二酸化炭素以外に、糖質や脂質の代謝で、有機酸（乳酸、ピルビン酸）、ケトン体（アセト酢酸、β-ヒドロキシ酪酸）が生成されます。また、タンパク質の代

謝で、アミノ酸に含まれる硫黄（S）やリン（P）から、硫酸やリン酸が生成されます。リン酸は、リン脂質の代謝からも生成されます。

これら三大栄養素の代謝で生成される不揮発性酸の量は、1日に、50〜70mEq/日といわれています。量的には少ないものですが、すでにのべたように腎臓の尿細管から尿中に排泄されます。

> **Column** **酸塩基平衡障害**
>
> 　ヒトの体液は、pH=7.4 ± 0.05 という非常の狭い範囲で一定に保たれています。これは酵素が最もよく働くpH環境を維持するためです。言い換えると、この範囲から外れると生命維持に重大な支障をきたします。生体内の代謝で産生される酸は、いくつかの緩衝系によってpHの変化を防いでいますが、最も大きな役割を果たしているのが「重炭酸緩衝系」です。
>
> 　ヘンダーソン・ハッセルバルヒの式示されるHCO_3^-は、腎臓で調節される因子で、「代謝性因子」といわれます。一方、H_2CO_3はCO_2によるものですから、肺で調節される因子で「呼吸性因子」といわれます。これらの2つの因子によってpHは決まってきます。
>
> 　pHが酸性側に傾く、すなわちpH ≦ 7.4 になることを「アシドーシス」といいます。反対に、pH ≧ 7.4 になることを「アルカローシス」といいます。いずれも酸塩基平衡異常ということになりますが、次の4つの原因で分類できます。
>
> 1) 呼吸性アシドーシス：呼吸性因子すなわちH_2CO_3の増加によりpHが低下する。
>   　　　　　　　要因は換気障害
> 2) 代謝性アシドーシス：代謝性因子すなわちHCO_3^-の低下H^+の増加によりpHが低下する。
>   　　　　　　　要因は腎不全など
> 3) 呼吸性アルカローシス：呼吸性因子すなわちH_2CO_3の低下によりpHが上昇する。
>   　　　　　　　要因は過換気
> 4) 代謝性アルカローシス：代謝性因子すなわちHCO_3^-の増加H^+の低下によりpHが上昇する。
>   　　　　　　　要因は大量の嘔吐など

第10章
脳における代謝

10 脳における代謝

10-1 脳と大脳皮質

　脳は、感覚、運動、創造的活動など、いわゆる高度な精神活動を行っている器官です。今まで扱ってきた臓器のように、構造を示して全体の機能を解説することはできません。

　脳は、「神経細胞」と「グリア細胞」などの細胞から成り立っています。脳を含めた中枢神経系の神経細胞の数は、1000～2000億個と推定されています。はじめに書きました高度な精神活動とは、脳の中の「大脳皮質」というところでの働きです。この大脳皮質だけでも、およそ150億個の神経細胞があるといわれています。

　脳は、精神的な活動をしているのはわかりますが、骨格筋や心臓のように実際に動いているわけでもないため、エネルギーの消費も少なくて、代謝にはそれほど重要な関係はないような気がします。

　ところが、脳は、大量のエネルギーを消費する器官なのです。覚醒時には、脳組織1g当たりおよそ15mmolのATPが消費されています。これは、心臓全体や肝臓全体のエネルギー消費量に相当する量です。

　大脳の概観を図10-1に示します。この図は、脳の左半球を見たものです。大脳皮質（大脳の表面に見えている部分）は、よく知られているように多くのしわがあります。その中でとくに大きなしわの部分を溝（裂）といい、中心溝、外側溝、頭頂後頭溝があります。これらの溝によって、大脳皮質は、前頭葉、頭頂葉、側頭葉、後頭葉に分けられています。

　詳細は省略しますが、大脳皮質は機能が分化しており、それぞれの部位で異なった働きをしています。これを大脳皮質の機能の「局在」といいます。非常に簡単に述べますと、後頭葉は視覚、中心溝の前よりの部分は随意運動、側頭葉は聴覚、前頭葉は創造的活動を司っています。

　大脳、小脳など脳を構成している細胞の多くは、神経細胞です。大脳皮質は厚さが4mm程度の薄いものですが、6層の構造をとっています。この層の構造を保ったまま、頭蓋骨の中に収まっているので、しわができてしまいます。6層の大脳皮質には上で述べたように、150億の神経細胞があります。

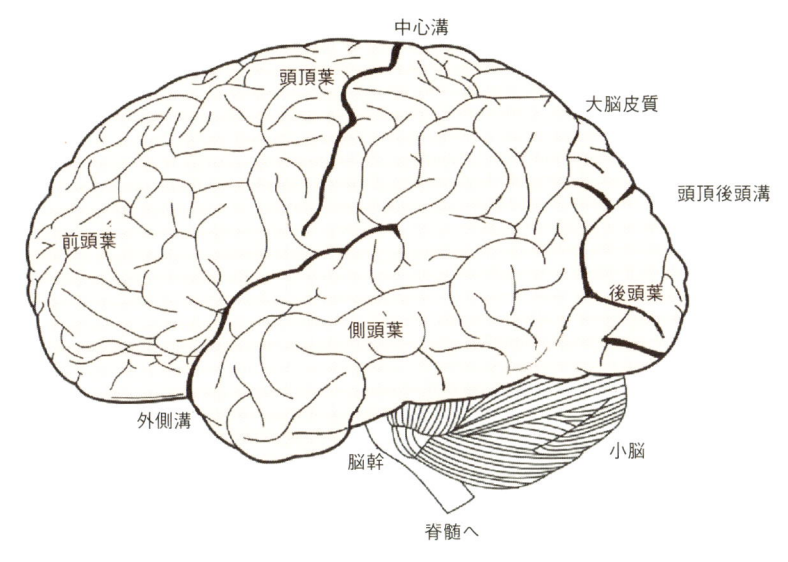

図 10-1 に示すように、中心溝、頭頂葉、大脳皮質、頭頂後頭溝、前頭葉、後頭葉、側頭葉、外側溝、脳幹、小脳、脊髄へ。

この図は脳の左半球を見たものです

図 10-1　脳の概観　大脳皮質

10-2 脳の神経細胞の形態と働き

　次に神経細胞の構造と働きを見て、どのようにエネルギーを消費しているのか述べます。神経細胞の形態は多種多様です。大脳皮質の中に150億個もあることから、細胞は小さいということは、容易に想像できるかと思います。

　足のつま先を踏まれると痛さを感じますが、これは、つま先にある神経細胞が出す信号が「脊髄」まで伝導し、脊髄から大脳皮質へと伝えられことにより、「痛み」という感覚を生じます。つま先から脊髄まで信号を伝える神経細胞は1個の細胞です。したがって、細胞の長さは1mほどになります。

　このように、神経細胞は、それが存在する部位によって形態も、働きも異なっています。ただ、神経細胞の働きとして、重要なことは、神経細胞は電気を出すということです。

　次に、神経細胞の構造と働きを見ましょう（図 10-2）。神経細胞にも、もちろん細胞体があります。「細胞体」は、この細胞に必要なエネルギーを作り、あるいは細胞の生命維持に必要な物質を合成する働きをしています。細胞体からは多くの枝状に伸びた突起がありますが、これを「樹状突起」といいます。樹状突起に

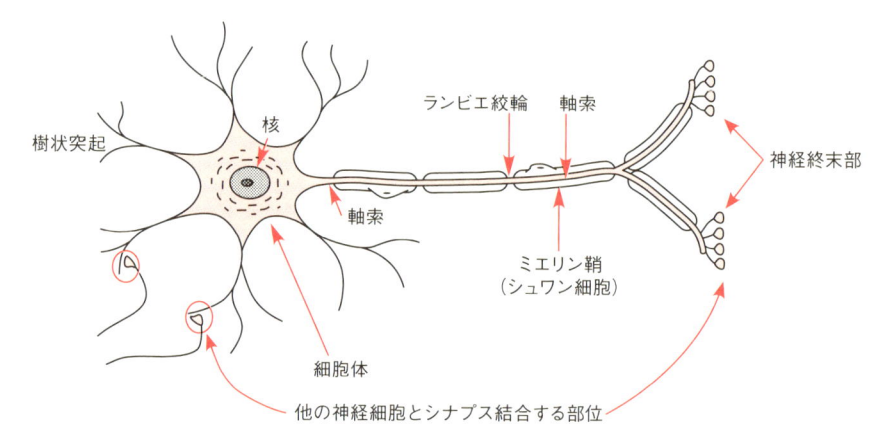

ここに示した神経細胞は有髄神経というミエリン鞘（シュワン細胞）のある神経です。神経細胞にはミエリン鞘を持たない無髄神経という神経細胞もあります。

図 10-2　神経細胞の形態（有髄神経）

は別の神経細胞の神経終末が結合しています。その部位を「シナプス」といいます。「シナプス」は、別の神経細胞からの信号を受けとる場所です。「シナプス」は一つの神経細胞に、数100から数万個ほどあります。言い換えれば、一つの神経細胞は、数100個から数万個の神経細胞の情報を受け取っていることになります。受け取った情報を統合して、次の神経細胞に伝えることが神経細胞における情報処理ということになります。

10-3　神経細胞の信号（静止電位と活動電位）

　神経の「信号」であるとか「情報」という言葉を使ってきましたが、その本体は、「活動電位」といわれる電気信号です。神経細胞は情報を伝えるために、「微弱な電気」（活動電位といいます）を出しています。筋が収縮するのも、心臓が収縮するのも、すべて活動電位が発生することによります。

　電気を出すのは、神経細胞や筋細胞だけに限らず、すべての細胞で見られる現象です。これは動物だけではなく、植物の細胞でも見られるものです。この意味で、電気を出すということは「生命現象」そのものであるといえます。

　神経細胞が電気を出すしくみを見ていきます。

(1) 細胞内外のイオン濃度と平衡

　生体内のすべての細胞は、適当な濃度、適当な種類の塩類の液の中でなければ、生命を維持することができません。その液を、細胞外液あるいは間質液といいます。

　細胞外液には、イオンを含めて、さまざまな物質が含まれています。細胞の電気という観点で見ますと、重要なイオンはNa^+とK^+になります。

　細胞内には細胞質がありますが、細胞質にもイオンやさまざまな物質が溶けて存在しています。これを「細胞内液」といいます。

　ここで、細胞内外のイオンがどのような分布をしているのか見ます（図 10-3）。もちろん、この他にも、多くのイオンやタンパク質が溶けていますが、電気に関与するイオンだけを、簡単に示しました。

　Na^+は、細胞外は細胞内の 10 倍以上の濃度であり、K^+は反対に細胞内の濃度が高くなっています。このように見た目にはアンバランスの状態です。ついで、Ca^{2+}も見ておきますが、Ca^{2+}は細胞内にはイオンの形では、ほとんど存在していません。

　細胞は、生命の有る限り、この状態を維持しています。このような状態を「平衡状態」*といいます。

＊　平衡状態：この記述は正確ではありません。細胞内には、タンパク質やリン酸が多く存在していますが、細胞外にはほとんど存在していません。一方、細胞外には重炭酸イオン（HCO_3^-）が多く存在します。平衡というのは、これらのイオンなど、すべてを考慮したものですが、物理化学的な内容ですので省略しました。

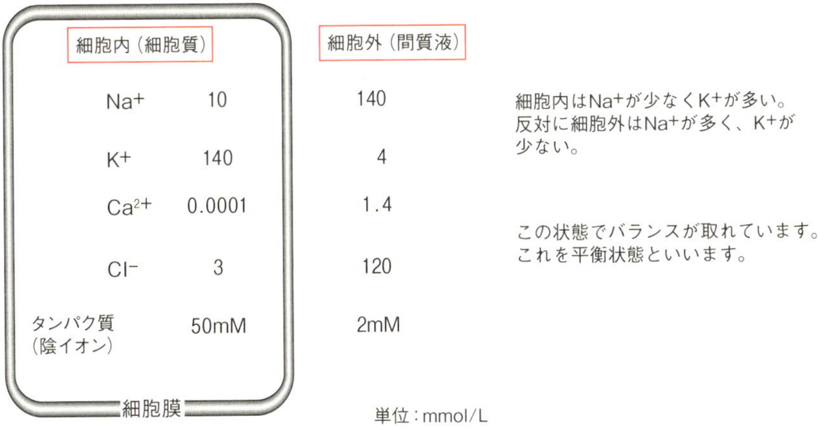

	細胞内（細胞質）	細胞外（間質液）
Na^+	10	140
K^+	140	4
Ca^{2+}	0.0001	1.4
Cl^-	3	120
タンパク質（陰イオン）	50mM	2mM

単位：mmol/L

細胞内はNa^+が少なくK^+が多い。反対に細胞外はNa^+が多く、K^+が少ない。

この状態でバランスが取れています。これを平衡状態といいます。

注：細胞内のイオンの組成は細胞の種類や置かれている環境で少しずつ異なりますが細胞内外のNa^+とK^+の分布はおおよそこの図に示した割合になっています。

図 10-3　細胞内外のイオンの組成

(2) 膜タンパク質チャンネル

次に、細胞膜について述べます。細胞の電気の源は、イオンであると述べましたが、電気そのものは細胞のどこで発生しているのでしょうか。

イオンと細胞膜が、電気を出しているのです。このようなことから、細胞の出す電気を「膜電位」という言葉で表します。

膜の構造を思い出してください（**図 4-9 参照**）。細胞膜には、「膜タンパク質」というタンパク質がありましたが、その中で細胞内外を貫通し、いくつかのタンパク質が束になって「チャンネル」を作っているものがあります。イオンを通すチャンネルを「イオンチャンネル」といいます。多くのイオンチャンネルは、選択性が高く、一つのチャンネルは 1 種類のイオンしか通しません。例えば、「K^+チャンネル」というのは、「K^+」だけを通すチャンネルで、「Na^+チャンネル」は「Na^+」だけを通すチャンネルというものです。

はじめに、これから細胞が作り出す電気のことを、「電位」という言葉を用いて述べていきます。「電位」の単位は、電圧と同じ「ボルト（V）」です。ただ、生物の場合は、電池や発電機と違って、「ボルト」という高い電位を出しているわけでありません。したがって、単位として、ボルトの 1000 分の 1 の「ミリボルト（mV）」を使用します。「ミリ」はミリメーターのミリと同じで、「1000 分の 1」という意味です。

細胞の電位には、「静止電位」と「活動電位」の 2 種類があります。それぞれについて、発生の機構を述べ、エネルギーの消費との関係を見ていきましょう。

● 静止電位

神経細胞が活動していないとき、つまり情報を送ったり、受け取ったりしていない状態のとき、これを「静止状態」といいます。そして、このときの細胞の電位を「静止電位」といいます。静止状態の膜は、K^+だけを通すチャンネル（K^+チャンネル）だけが開いていて、Na^+チャンネルは閉じています（**図 10-4**）。

この結果、細胞内外には「K^+イオン」の濃度比による電位が発生します。細胞外を基準（0mV）として、計測すると、細胞内の電位は約 −90mV になっています。この電位を静止電位（あるいは静止膜電位）といいます。細胞は活動していないとき、細胞が生きている限りこの電位を出しています。逆に言うと、電位を発生しなくなるということは、その細胞が死んでしまったということになります。

この意味でも、細胞の電気現象は、生命現象そのものであるといえます。

● 活動電位

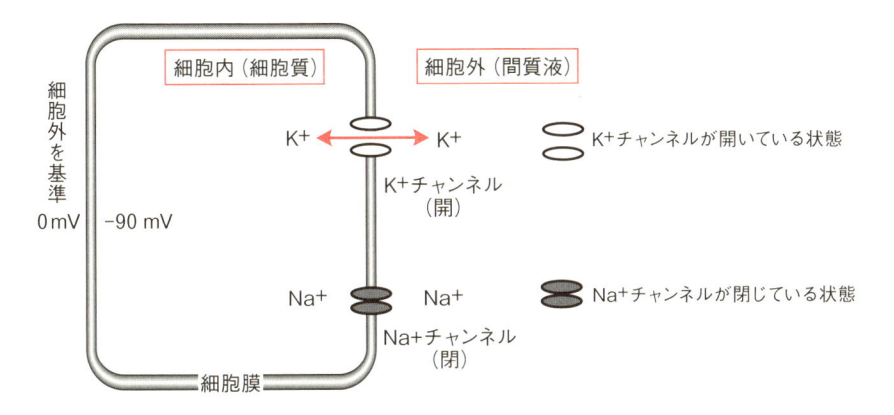

図 10-4　静止電位

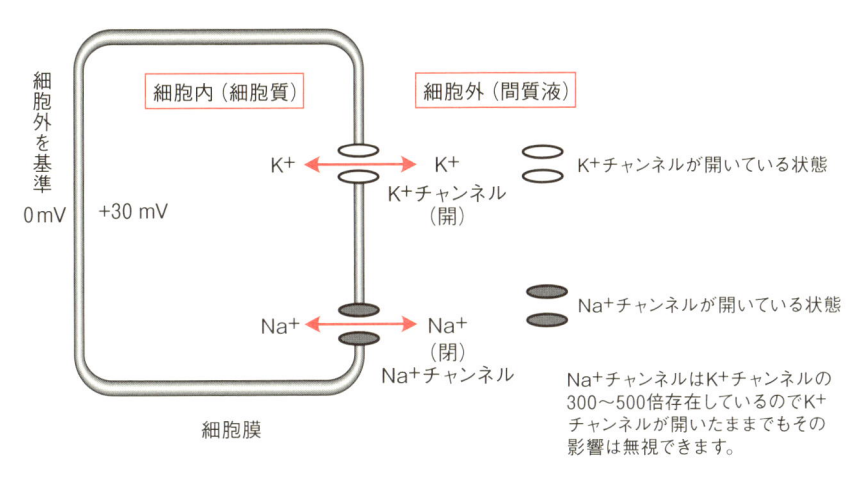

図 10-5　活動電位

　神経細胞の情報は、電気であると記述しました。静止電位だけでは情報になりません。情報となる電位は、「活動電位」とよばれる電位です。
　神経細胞が活動すると、膜の「Na^+チャンネル」が開きます（図 10-5）。
　Na^+チャンネルが開いた結果、少量ですがNa^+イオンが細胞内に流入します。このため細胞の電位は上昇します。最終的に細胞内外のNa^+の濃度比による電位が発生します。細胞外を基準（0mV）にすると、細胞内は約+30mVになります。つまり、静止状態のときに比べて、細胞内の電位は逆転して「+」になります。そして、すぐに元の静止状態に戻ります。この電位変化を「活動電位」といいま

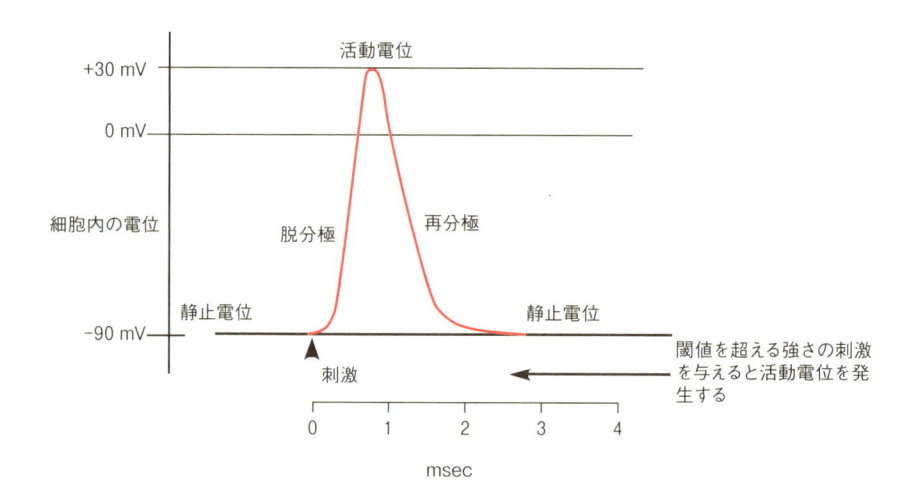

図 10-6　活動電位の時間経過

す（図 10-6）。

　図 10-6 の縦軸は細胞内の電位変化です。−90mV から +30mV に変化します。横軸は時間です。活動電位が発生した時点を基準に計測すると、約 1msec（msec：ミリ秒と読み $\frac{1}{1000}$ 秒の意味）で頂点に達し、その後、約 2msec でもとの静止状態に戻っています。きわめて短時間のうちに起きている電位変化であることがわかります。生体内における情報の伝達は、この活動電位が 1 秒間に数 10 回繰り返されて起きています。

　足の先を踏まれて、「痛い」と感じるのは、皮膚の中に分布している神経細胞が踏まれたことによって、「活動電位」を出し、それが脳に伝えられるからです。ちなみに、「痛さ」の「強弱」は発生する活動電位の数（発生頻度といいます）に換算されて中枢におくられます。

(3)　細胞内のイオンの濃度の維持

　生体の情報にとって、「Na^+」と「K^+」が、大きな役割をしていることが示されました。したがって、生体は、つねに、このイオンの濃度差を維持する必要があります。

　細胞膜のチャンネルは、機械の「弁」のように必ず開閉を維持しているわけではありません。「K^+」は、細胞内外の濃度差により、K^+チャンネルを通して、少しずつですが、細胞内から細胞外に漏れていきます。

また、「Na^+」も、同じ理由により、少しずつですが、細胞内に流入してきます。さらに、「Na^+」は活動電位を出すたびに、わずかですが細胞内に流入します。そのままでは、細胞内の「K^+」は減少し、反対に「Na^+」が増加して、活動電位を発生できなくなってしまいます。

　このため細胞は、常に細胞内の「Na^+」を細胞外にくみ出し、反対に細胞外の「K^+」を細胞内にくみ入れています。ところが、細胞内外のそれぞれのイオンの濃度をみると、「Na^+」は細胞外が高く、また「K^+」は細胞内のほうが高いです。したがって、どちらのイオンも濃度を一定に保つには、濃度の勾配に逆らって運ぶ必要があります。この働きをしているのが、「Na^+-K^+ポンプ」（単にNa^+ポンプともいいます）というものです。文字通りエネルギーを消費して、それぞれのイオンを運搬しています。

　「Na^+ポンプ」は、消化・吸収、あるいは腎の働きですでに出てきました。その実体は、「Na^+-K^+-ATPase」という ATP 分解酵素です。ATP を分解して生じるエネルギーにより、ポンプ（膜タンパク質）の構造が変化して、3 個の「Na^+」

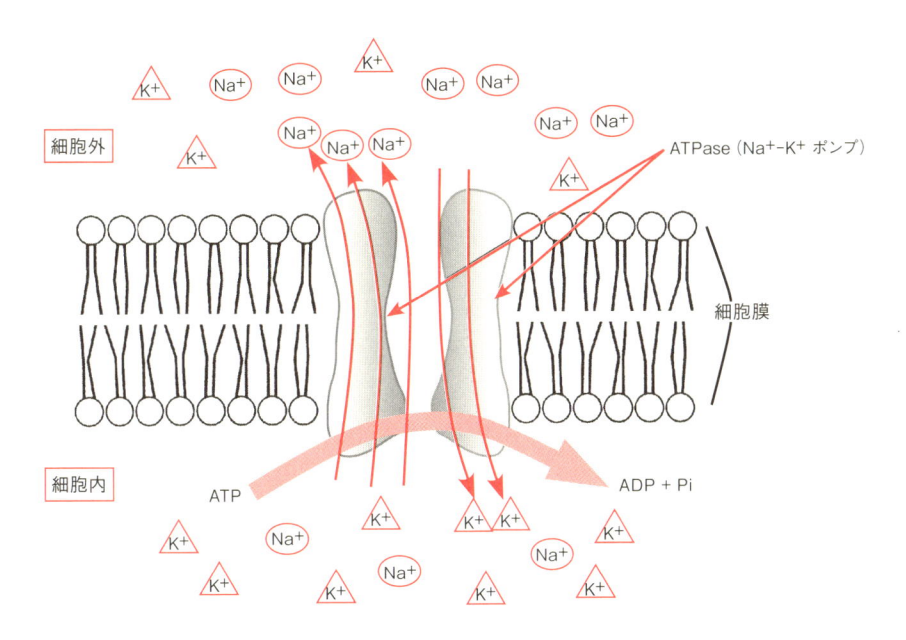

Na^+-K^+ポンプ：その実体はATPaseです。ATPを分解して生じるエネルギーによって、細胞内にあるNa+3個を細胞以外にくみ出し、反対に細胞外のK+2個を細胞内にくみ入れています。このポンプの働きで、細胞内外のNa+とK+の濃度比は一定に保たれています。

図 10-7　Na^+-K^+ポンプ（Na^+-K^+-ATPase）

が細胞外に、2個の「K^+」が細胞内に同時に運搬されます（図 10-7）。このようにして、細胞内のイオンの濃度を保っています。

「Na^+ポンプ」のように、エネルギーを消費して物質を移動させる仕組みを「能動輸送」といいます。このように、エネルギーを消費して、内外のイオン濃度を維持しています。

「Na^+ポンプ」の働きを化学式で示すと、次のようになります。

$$3Na^+(in) + 2K^+(out) + ATP + H_2O \rightarrow 3Na^+(out) + 2K^+(in) + ADP + Pi$$

（in）、（out）はそれぞれ細胞内、外を表しています。細胞内の $3Na^+$ をくみ出し、$2K^+$ をくみ入れていることを表しています。

「Na^+ポンプ」は、イオンの運搬だけではなく、細胞の浸透圧の調節にも寄与しています。

動物細胞のエネルギー消費の $\frac{1}{3}$ 以上が、このポンプに費やされているといわれています。さらに、神経細胞では、細胞で消費されるエネルギーの約 70% がこのポンプに費やされています。

これが、脳で大量の ATP を消費する理由です。

10-4 脳の代謝の特異性

運動をするわけでもない、神経細胞がなぜエネルギーを消費するのかを見てきました。

脳というのは、その神経細胞が無数といえるほど集合した組織であり、休むことなく活動電位などを出し続けています。したがって、多くのエネルギーが消費されるのは当然のことといえるかもしれません。

脳には、全拍出量の 20% もの血液がながれています。また、酸素の消費量は全体の 25% といわれています。ちなみに、脳の重量は約 1.4kg で体重の 3% ほどです。いかに多くの酸素を消費しているかが、わかるかと思います。

脳の循環で他の組織と大きく異なっていることは、脳には「血液脳関門」という構造があり（図 10-8）、毛細血管と脳の組織液（脳すなわち神経細胞の周囲の

液）との間の物質交換を制限しています。文字通り関門となる構造です。

　脳の血管内皮細胞は、「タイト結合」という結合で密接につながっていて、細胞間の隙間はありません。これに対して、他の組織の毛細血管は、内皮細胞間の接合には隙間があり、物質はこの隙間を通り間質へ移動することができます。

　血管内皮細胞の周囲には、「アストロサイト」*という細胞が結合していて、血管内の物質は、この細胞を経由して脳細胞（神経細胞）に供給されています。

　血液脳関門のおかげで、脳にはグルコースなど特定の物質しか入ることができません。脂肪酸は、エネルギー源として有用なものですが、この関門のおかげで脳内に入ることはできません。したがって、通常、脳はグルコースのみをエネルギー源としています。

　グルコースは、脳内（神経細胞）で「酸化的リン酸化」（TCA 回路、電子伝達系の項を参照）により酸化されて、ATP を産生しエネルギーを得ています。

　また、脳はエネルギーの貯蔵は少ないので、例えばグルコースからグリコーゲンを合成し貯蔵することもできません。つねにグルコースが必要で、同時にグルコースを酸化させ ATP を産生するために大量ともいえる酸素が必要なのです。

*　アストロサイト：脳内にあるグリア細胞の 1 種。グリア細胞には、アストロサイト以外にいくつかの種類があります。脳内では神経細胞の約 50 倍の細胞数があるといわれています。働きは多岐にわたります。ここに挙げた血液脳関門を形成し、不必要なものが神経細胞に入らないようにするフィルターのような働きや、神経細胞の位置を固定する結合組織としての働き、細胞外液（間質液）中の K^+ の取り込みによる細胞環境の維持などです。

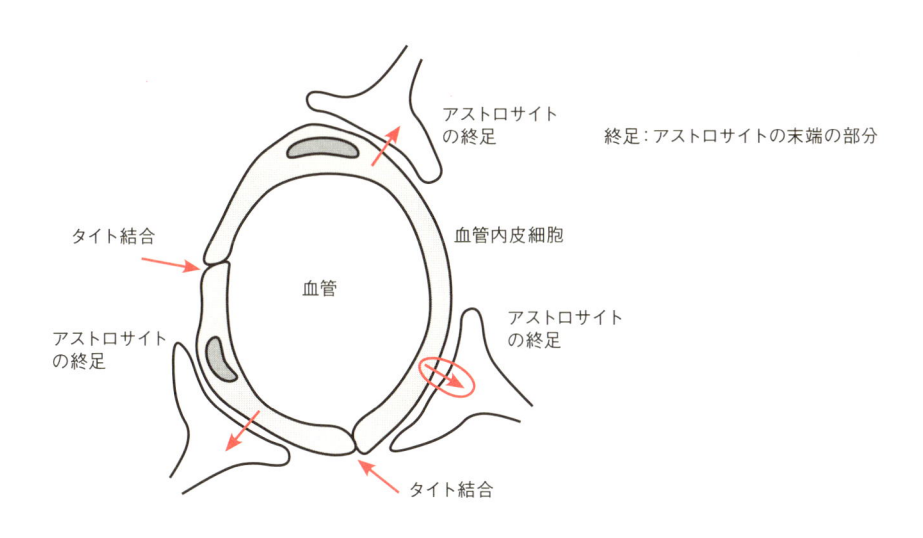

図 10-8　血液脳関門の構造

脳内の毛細血管内皮細胞の接合は、「タイト結合」という密着した構造で結合しています。したがって、血管に含まれる物質が間質（細胞外）に流れ出ることができません。血液によって運ばれている物質は矢印で示すように、アストロサイトという細胞に入り、ここを経由して、脳細胞（神経細胞）に供給されます。

終足：アストロサイトの末端の部分

グルコースが枯渇すると、「ケトン体」が代替エネルギー源として利用されます。ケトン体は、肝臓のミトコンドリアで作られる脂肪酸やアミノ酸の代謝産物（図7-9参照）です。

　ケトン体は、血液脳関門を通過して神経細胞に入ることができます。肝臓で作られた「アセト酢酸」は神経細胞に運ばれて、細胞内のミトコンドリアにあるTCA回路でエネルギー源として利用されます。

　では肥満の原因となる糖質を摂取しなくても、ケトン体で脳の働きは維持できるかというと、そのようなことはありません。ケトン体は、グルコースが枯渇したときの予備のようなものです。

　脳は、頭蓋骨という堅固な組織に守られ、たった1種類のグルコースという贅沢な栄養をふんだんに消費します。そして、代謝のために酸素をふんだんに消費し、その機能を果たしているのです。いかに大事な組織であるか想像できます。

　以上、代謝を中心に、生命を維持する機構について述べてきました。化学的な事柄やあるいは物理化学的な事柄も多くでてきて、なじみにくいところもあるかもしれません。できるだけ平易な解説を心がけました。

　この本で人体、もっと広くいえば、生物あるいは生きていることに興味を持っていただければ多変嬉しいです。

索引

数字・アルファベット

ADP 14
AMP 14,48
ATP 13,14,91,105
ATPase 15
ATPアーゼ 15
ATP合成酵素 91,113
A帯 138
Ca-ATPase 145
Caポンプ 145
CTP 48
C末端 37
de novo合成 47
DHA 32
DNA 43
FAD 98,110
FADH$_2$ 93,110
GMP 48
GTP 48
HDL 131
IDL 131
I帯 138
LDL 131,135
LT 149
mEq/L 162
mtDNA 108
NAD 110
NADH 60,93,110
Na-Kポンプ 80
Naアミノ酸共輸送担体 84
Na依存性グルコース輸送体 79
Naポンプ 158,175
N末端 37
Pi 91
PPi 97
PRPP 48
R 30
RNA 43
SGLT 78
TCA回路 59,92,110
TTP 48
UDP 48
UMP 48
VLDL 131
α-アミラーゼ 64
α-グルコース 25
α-ケト酸 101
α細胞 71
α-ヘリックス 38
β-グルコース 24
β細胞 71,122
β酸化 61,98
β-シート 38
β-フルクトース 24
ω-3脂肪酸 33
ω-6脂肪酸 33

あ

アクチンフィラメント 138,140
アシドーシス 165
アストロサイト 177
アセチルCoA 52,93
アセト酢酸 57
アデニン 14,42,48
アデノシン 14
アデノシン3リン酸 14
アドレナリン 121
アポタンパク質 87,131,134
アミノ基 33,123
アミノ酸 33
アミノ酸プール 127
アミノペプチダーゼ 81,83
アミノ末端 37
アミロース 27
アミロプシン 66
アミロペクチン 27
アラニン 34
アルカローシス 165
アルキル基 33
アルドステロン 160
アンジオテンシノーゲン 160
胃 67
イオンの濃度 78
異化 12,16
一次構造 38
一価 33

胃底腺	68
遺伝子	40
イノシン酸	48
インスリン	71,122
ウラシル	42
エネルギー代謝	12
エレプシン	66
塩基	42
塩基対	45
エンテロキナーゼ	82
エンテロペプチダーゼ	82
オリゴ糖	29,73
オルニチン回路	129

か

解糖系	58,93,94,145
外膜	108
カイロミクロン	87
核酸	40
核酸の合成	47
加水分解	75,81
活性部位	17
活動電位	144,172
果糖	23
ガラクトース	23
カルバミルリン酸	129
カルボキシペプチダーゼ	81
カルボキシル基	31
カルボキシル末端	37
カルボン酸	31
カロリー	23
還元型	111
緩衝作用	161

肝小葉	118
間接ビリルビン	120
肝動脈	116
基質	17
希少糖	29
キチン	29
揮発性酸	162
キモトリプシン	66,81,82
逆共役	98
キャリアータンパク質	79
共輸送	79
共輸送担体	84
極性基	75
キロミクロン	87,131
キロミクロンレムナント	134
近位尿細管	157
グアニン	42
グアノシン 3 リン酸	48
クエン酸回路	92
グリコーゲン	27,121
グリコシド結合	25,75
グリシン	34
クリステ	108
グリセリン	30
グリセロール	30
グルカゴン	57,71,121
グルコース	23,93
グルコース輸送体	78
グルタミン酸	36,102,129
クレアチンリン酸	145
グロビン	120
血液脳関門	56,176
血漿タンパク質	156

血糖量	121
ケト原生アミノ酸	60,102,104
ケトン体	57,125,178
嫌気的呼吸	58
原尿	155
光学異性体	34,36
光学活性	35
好気的呼吸	58
高級脂肪酸	31
高コレステロール血症	136
酵素	17,19,65
酵素基質複合体	17
呼吸鎖	60
呼吸性因子	165
五炭糖	25
固有肝動脈	116
コリ回路	148
コルチゾール	121
コレステロール	87,131

さ

細胞質ペプチダーゼ	84
サブユニット	39,40
サルコメア	138
サルベージ経路	46,48
酸	157,161
酸化的リン酸化	113
酸化反応	16
三次構造	39
三大栄養素	22
自家加水分解酵素	82
糸球体	155
ジグリセリド	30

脂質 75		トリプシン 66,81,82
シトシン 42	**た**	トレハロース 27
シナプス 170	代謝性因子 165	トロポニン 140
ジペプチド 37	唾液アミラーゼ 64,73	トロポミオシン 140
脂肪 30	多価 33	
脂肪細胞 58	脱アミノ化 101	**な**
脂肪酸 30	脱アミノ反応 101	内膜 108
脂肪酸アシル CoA 97	多糖類 23	内膜粒子 110
重炭酸イオン 81	胆汁 120	二次構造 38
重炭酸緩衝系 164	胆汁酸 85	2 重らせん構造 45
脂溶性ビタミン 50	担体 79	二糖類 26
小腸 69	単糖類 23	乳酸 96,149
触媒 17	タンパク質 19	乳糖 26
ショ糖 25	単量体 40	尿酸 16
腎小体 155	チミン 42	尿素回路 129
腎臓 152	チャンネル 77,144	尿素サイクル 60
腎単位 153	チャンネルタンパク質 77	ヌクレアーゼ 66,67
膵アミラーゼ 66	中性脂肪 30,85	ヌクレオシド 41,42
水溶性ビタミン 50	調節タンパク質 140	ヌクレオチド 41,42
膵リパーゼ 66,85	低級脂肪酸 31	ネフロン 153
スクロース 25	低比重リポタンパク質 135	粘膜上皮細胞 69
ステアプシン 66,85	デオキシリボース 41	能動輸送 80,176
ステロイドホルモン 87	デオキシリボ核酸 43	
滑り説 139	デキストリン 73	**は**
静止電位 172	デノボ合成 46	麦芽糖 26
成長ホルモン 121	電子伝達系 60,110	パルミチン酸 32
セルロース 29	デンプン 27,73	ヒストン 43
前駆体 82	同化 12,18	ビタミン 49
旋光性 36	糖原性アミノ酸 60,102,103	必須アミノ酸 36
染色体 43	糖新生 57,58,60,123	必須脂肪酸 33
促進拡散 80	糖タンパク質 77	ピリミジン塩基 42
疎水性 75	糖輸送タンパク質 79	ピルビン酸 96
ソマトスタチン 71	ドコヘキサエン酸 32	複合体 110
	トリグリセリド 30,85,131	

不斉炭素 34
プチアリン 64
物質代謝 12
ブドウ糖 23
不飽和 32
不飽和脂肪酸 31
プリン塩基 42
プリン環 14,17
プリン体 16
フルクトース 23
プロカルボキシペプチダーゼ ... 83
プロスタグランジン 161
プロテアーゼ 81
プロトン 111,113
ペクチン 29
ペプシノーゲン 68
ペプシン 64
ペプチダーゼ 83
ペプチド 37
ペプチド結合 37,38
ペプチド輸送担体 84
ペプトン 66
ヘム 120
ヘンダーソン・ハッセルバルヒ
 164
飽和脂肪酸 31
ボーマン嚢 155
補酵素 49
ホスホリラーゼ 121
ホメオスタシス 152
ポリペプチド 37

ま

膜タンパク質 75,77
膜電位 172
マクロミネラル 53
マトリックス 108
マルトース 26,75
ミオシン 140
ミオシンフィラメント 138
ミクロミネラル 53
ミセル 85
三つ組み構造 119
ミトコンドリア
108,110,125,129
ミトコンドリアイブ 114
無機リン酸 91
メチル基 31
モノグリセリド 30
門脈 116

や

遊離アミノ酸 127
遊離脂肪酸 134
輸出細動脈 155
輸入細動脈 155
四次構造 39

ら

ラクトース 26
ランゲルハンス島 71
リノール酸 32
リパーゼ 66,69
リボース 41
リボ核酸 43

リボゾーム 108
リポタンパク質 87,131
リポタンパクリパーゼ 87
リン酸 14
リン脂質 75,76
類洞 118
レニン 160
レムナント受容体 134
六炭糖 23

●著者紹介

霜田幸雄（しもだゆきお）

1946年東京生まれ。1970年横浜市立大学文理学部卒。1973年東京教育大学（現筑波大学）修士課程修了。慶応大学医学部生理学教室で脊椎動物の網膜の研究に従事。医学博士。アメリカイェール大学医学部眼科学教室リサーチフェロー。杏林大学医学部生理学教室。アメリカイェール大学眼科学教室リサーチアソシエート。東京女子医科大学総合研究所生理学部門准教授。2012年退職。現在、法政大学非常勤講師。専門は神経生理学。電気生理学的な方法による脊椎動物の網膜の光情報処理過程の解析。新しい解析方法による心電図波形の解析とその病理学あるいは生理学的応用など。

主な著書「Machine Learning and Systems Engineering」（分担執筆 Springer）、「The Retinal Basis of Vision」（分担執筆 Springer）、「看護の基礎科学 生理学・分子生物学ⅠⅡ」（分担執筆 日本看護協会出版会）など。

代謝ガイドブック
（たいしゃ）

2014年 7月 5日 初版 第1刷発行
2019年 6月29日 初版 第2刷発行

著　者　霜田幸雄
発行者　片岡　巌
発行所　株式会社技術評論社
　　　　東京都新宿区市谷左内町21-13
　　　　電話　03-3513-6150　販売促進部
　　　　　　　03-3267-2270　書籍編集部
印刷・製本　株式会社加藤文明社

●装丁
トップスタジオ

●本文デザイン
エディット

定価はカバーに表示してあります。

本書の一部または全部を著作権法の定める範囲を超え、無断で複写、転載、複製、テープ化、ファイルに落とすことを禁じます。

©2014　霜田幸雄

造本には細心の注意を払っておりますが、万一、乱丁（ページの乱れ）や落丁（ページの抜け）がございましたら、小社販売促進部までお送りください。送料小社負担にてお取り替えいたします。

ISBN978-4-7741-6499-1　C3047
Printed in Japan